知症医療革命

ルツハイマー病治療薬の実力

大介
Daisuke Ito

はじめに

　私は慶應義塾大学病院・認知症専門外来　メモリークリニックで認知症やその予備軍の患者さんを診察する認知症専門医です。

　認知症とは、記憶、理解、判断などの認知機能が低下して日常生活に支障を来《きた》す状態です。もちろん高齢者、特に85歳以上の超高齢者ともなれば、程度の違いはあれど誰もが認知機能の衰えを免《まぬか》れません。主な原因の一つはタウと呼ばれるタンパク質が脳の神経細胞の中で溜《た》まり、神経細胞が死んで脳の萎縮を招くことです。しかし、もしタウより先にアミロイドβ《ベータ》というタンパク質が脳に溜まれば、タウの蓄積が早まり認知機能の衰えも早まります。はじめは物忘れ（記憶障害）しかなくても、症状が進むと、日付や家の場所などを思い出せず（見当識障害）、家事などの段取りができなくなります（遂行機能障害）。これが認知症の6割以上を占めるアルツハイマー病です（詳しくは本文で説明します）。

２０２３年９月25日、厚生労働省は、アルツハイマー病に対する新しい治療薬「レカネマブ（商品名レケンビ）」を正式に承認し、３か月後の12月20日には保険適用となりました。日本の大手製薬会社「エーザイ」が主導し、アメリカの「バイオジェン社」と共同開発した治療薬です。

２０２４年１月終わり頃から、私たちのクリニックはそれ以前より明らかに忙しくなりました。特に、他院からの紹介患者さんが増えています。その多くはこの「レカネマブ」を求めて受診される患者さんとそのご家族です。

日本は人口比で世界一の長寿国です。２０２３年９月時点で、総人口に占める65歳以上の高齢者の割合（高齢化率）が過去最高の29・１％でした。高齢化が進むとともに認知症患者数も増加しています。厚生労働省研究班による２０２４年５月の調査まとめでは、認知症の高齢者は、来年２０２５年には４７１万６０００人、２０４０年には５８４万２０００人にのぼり、高齢者のおよそ６・７人に１人が認知症と推計されます。認知症患者１人につき平均３人の介護者が必要ですので、将来的に1000万人以上が介護に関わらなければなりません。認知症対策は医療、福祉のみならず、日本の行政にとっても重要な課題といえます。

ですから、アルツハイマー病の新薬に対する期待が高いのも当然です。私たちのクリニックに来られる患者さんやそのご家族にとって「レカネマブ」はまさに長年待ち望んでいた薬でした。私たちのクリニックは、「レカネマブ」の効果や副作用を調べるグローバル治験を実施する医療機関の一つでしたが、その医師としても、この新薬の承認はうれしい出来事でした。

しかし「レカネマブ」の使用対象には厳しい制限があります。

まず「MMSE（Mini-Mental State Examination）」と呼ばれる30点満点の認知機能テストで22点以上を獲得する必要があります。個人差がありますが、初期のアルツハイマー病の場合、20点台の後半から1年で1・5点ほど下がります。3年か4年経《た》つと20点台の前半となる計算です。この「MMSE」の点数が足りず、保険適用とならない方もいらっしゃいます。

また、脳に微小な出血の跡が5か所以上あると保険適用から外れます。適応外となる（薬の使用対象から外れる）ことは、患者さんやご家族にとって残念なのはもちろん、私たちにとっても辛《つら》いことです。

「レカネマブ」の使用対象に入ることができたとしても問題がないわけではありません。「レカネマブ」の治療では、2週間に1回、約1時間かけて静脈内に点滴を行います。多くの病院施設は点滴できるスペースに限りがあり、投与できる患者さんの数にも制限があります。

「レカネマブ」を求める患者さんの数に対し、それを受け入れる医療体制が十分整っているとは現状ではいえません。

点滴スペースのほかにも、アミロイドPETやMRIなど高度な診断機器が必要になる上、専門知識を持つ医師、スタッフも不可欠です。「レカネマブ」治療を実施できる病院に数の限りがあるのです。

私たちのクリニックには、他の病院から「おそらくレカネマブの適応となる患者さんだから」と治療の依頼が多く寄せられます。しかし私たちの人的、物理的なリソースにも限界があります。そこで私は最近、日々の診療の傍ら、「レカネマブ」

を導入する病院を少しでも増やし、治療を受けたくても受けられない「レカネマブ難民」を生まないため、医療関係者向けの講演にも積極的に取り組んでいます。

本書には、「レカネマブ」の登場によりアルツハイマー病治療がどう変わったのかについて、今、患者さん、ご家族、さらには医療関係者に知っておいていただきたい基本的な知識について記しました。

第1章では、私が診察室や講演で患者さんやご家族からしばしば受ける質問を元に、前編では「アルツハイマー病」やそのほかの認知症について、後編では新薬「レカネマブ」による治療の基本について書きました。Q&A形式なので、興味のある質問項目から自由にお読みいただければと思います。

第2章は、アルツハイマー病治療薬の開発の歴史について書きました。「レカネマブ」以前に世界初のアルツハイマー病根本治療薬と期待され早期承認を受けながら、現在は販売中止になった「アデュヘルム」の光と影など、薬の開発がいかに難しいかがおわかりいただけるのではないかと思います。「レカネマブ」が「ドネペジル（商品名アリセプト®）」などの従来からの抗認知症薬とどう違うのか、今後どんな治療薬が登場しそうかなどについても触れています。

第3章では、アルツハイマー病を含む認知症の予防策について記しました。「レカネマブ」は有望な治療薬ですが、万能ではありません。ぜひ発症のリスクを下げる予防策を実践していただきたいと思います。

本書では主にアルツハイマー病について書いていますが、認知症はそれだけではありません。付録では、他の認知症についても解説します。

本書が、認知症、およびその予防や治療に関心あるみなさんの役に立てば幸いです。

認知症医療革命　新規アルツハイマー病治療薬の実力▼目次

第2章 新治療薬「レカネマブ」とは何か

付録　アルツハイマー病以外の認知症　155

第1章　「認知症」と新薬「レカネマブ」による治療の基礎知識Q＆A

前編

●●

「認知症」と正しく向き合うために知っておきたいこと

「家族が認知症かもしれない」「自身がアルツハイマー病と診断された」「認知症かと思ったら別の病気と診断された」……そんなとき、頭には次から次へと疑問や質問が浮かぶことでしょう。「Q＆A」の前編では、認知症に直面した際に、まず知っておきたいことを説明します。

Q.1

家族の物忘れが増えました。認知症でしょうか。

「最近、おじいちゃんから同じことを何度もくり返してたずねられることが増えた」「さっき説明したのにおばあちゃんは覚えていないみたい」

多くのご家族は、親御さんのこんな変化に心配を募《つの》らせてメモリークリニックを受診されます。そのとき必ずあるのが「物忘れと認知症はどう区別するのか」という質問です。

物忘れとは文字通り、物事を忘れること。「年のせいか物忘れが激しくなった」などとよく言います。

確かに認知症にも物忘れは見られます。しかし、認知症による物忘れと、加齢に伴う心配の要らない物忘れはある程度区別できます。

認知症による物忘れの特徴の一つは、体験した出来事を丸ごと忘れてしまう点です。

■加齢に伴う心配の要らない物忘れと認知症による物忘れの違い

	認知症による物忘れ	老化による物忘れ
記憶	体験自体を忘れている 最近の出来事の記憶がない	体験の一部を忘れている とっさに思い出せない ヒントで思い出せる
見当識	人の顔を忘れる 現在の時間がわからない 自分のいる場所がわからない	人の名前が出てこない 現在の時間がわかる 自分のいる場所がわかる
日常生活	日常生活を 営むことが困難	日常生活を 支障なく生活できる
判断力	判断ができない	判断はできる
進行性	進行する	進行はゆっくり
人格	人格崩壊を招く場合もある	人格変化なく、維持される

たとえば、家族で前年に旅行へ出かけたとしましょう。「去年の旅行中に夕飯で食べた料理がおいしかったね」とあなたがおばあちゃんに話しかけたとき、おばあちゃんから「あら、旅行なんて行ったかしら？」という答えが返ってきたら、認知症が疑われます。旅行したという体験自体をすっかり忘れていると考えられるからです。

一方、加齢に伴う心配の要らない物忘れでは、体験した内容の一部しか忘れることはありません。

先の例でいえば、旅行したことは覚えていても、夕飯に何を食べたかまでは思い出せないといった具合です。

とっさには想いうかばなくても、時間を置いたり、何かヒントを与えて「あー、あれね」と思い出せたりすれば、加齢による物忘れで、答えまで与えてもまったく思い出す様子さえなければ、認知症による物忘れの可能性があります。

久しぶりに会った人の名前が思い出せないことはよくあります。それでも相手の顔を見れば、それが仕事仲間なのか、それとも友人なのかくらいはわかる。この場合は加齢による物忘れといえるでしょう。しかし認知症では相手の顔を見ても、自分とその人にどんな関係があるのか思い出せないことがしばしばあります。

認知症は脳の病気です。もう少し専門的にいえば、認知症は、「いったん正常に発達して機能していた知能が、脳疾患によって進行性に障害された状態」と定義されます。「進行性」ですから、もともと物覚えが悪く、その状態が悪化していないなら、認知症とはいえません。

生活面に注目した認知症の定義は、「物忘れを含む知的能力の低下により、仕事や社会生活に支障を来した状態」です。

したがって、最近物忘れが目立ってきたなと感じても、それまでできていた仕事や日常生活がトラブルなく営めているなら認知症とはいえません。

Q.2

家族が認知症ではないか心配です。認知症のサインを教えてください。

認知症の初発症状には、

①約束したことを忘れ、同じことを何回も聞いてくる。
②日時、曜日がわからなくなる。
③物の置き忘れが増え、よく探し物をする。
④以前はできた家事がうまくできない。
⑤お金の管理ができない。
⑥ニュースなど周りの出来事に関心がない。
⑦意欲がなくなり、それまでやっていた趣味・活動をやめた。
⑧感情が不安定で、疑い深くなった。
⑨トラブルへの対応が適切にできない。

などが挙げられます。これらの症状が複数見られるようになったら、認知症のサインですので専門外来受診をおすすめします。

認知症の患者さんは病識、つまり病気の自覚がないので、通常、ご本人が一人で来院されることはなく、家族に連れられて診察室にいらっしゃることがほとんどです。物忘れが増えていると気づいている場合でも年相応のものだと見なし、困っているとおっしゃる方は少ないです。自分の症状を適切に評価できないことは認知症の特徴の一つです。

私どもが、認知症が疑われる方に診察室でよく質問するのは、「現在、困っていることはありますか？」「現在、楽しみはありますか？」「最近（3か月以内）気になるニュース（政治、経済、国際情勢、芸能、スポーツなど）を挙げてください」の3つです。この3つの問いに対する答え方で、認知症を患《わずら》っている可能性を評価します。また、これら質問の最中に、患者さんがうまく答えられず周囲の人に手助けを求めようとしたり、付き添いのご家族のほうを振り向いて確認を求めたりする仕草を「振り向き兆候（head turning sign）」といい、認知症を示す重要なサインと考えられています。

さて、最初の質問項目「現在、困っていることはありますか?」は、病気の自覚（病識）の有無を問うています。「はい、日常生活で困っていることがあります」と答えればむしろ心配ありませんが、「特に困っていることはありません」もしくは「物忘れはありますが、年のせいで困ってはいません」という答えには要注意です。認知症の人は、病識が低く、取り繕《つくろ》う振る舞いがあるため困ったことはないと主張するからです。

次の「現在、楽しみはありますか?」に対して具体的な答えを得られた場合は正常です。たとえば「飼い犬にエサをあげたり、一緒に近所の公園に散歩に行ったりするのを楽しんでいます」といったはっきりした内容を伴う答え方をした場合です。何も答えないか、答えたとしても「何でも楽しんでいます」といった抽象的で、曖《あい》昧《まい》な表現に終始する場合、あるいは1年以上やっていないゴルフや手芸の趣味について話す場合は要注意です。

最後の「最近気になるニュースを挙げてください」も、「先月○○大臣が辞任した」「先週○○県で大雨があった」などの具体的な最近のニュースを挙げられれば大丈夫ですが、３か月以上前のニュースや具体性が伴わない内容の話をする場合は認知症の疑いありと判断します。

認知症の人は、多くの場合、意欲が低下して、日常生活を送る上での楽しみを持っていません。趣味をやめたり、物事への興味を失ったりするケースが多く見られます。時事的なニュースにも関心が持てず、記憶もできないので、最近どんなニュースに興味を持ったかを聞いても答えられません。２つめと３つめの項目は、これらの特徴を評価する質問です。以上は、医療機関で行う問診ですが、ご自宅や施設でも簡単にできる質問としておすすめです。

ご自宅で可能な検査は他にも、東京都福祉局が提供している「自分でできる認知症の気づきチェックリスト」（https://www.fukushi.metro.tokyo.lg.jp/zaishien/ninchishou_navi/checklist/index.html）や、日本認知症予防学会「認知症自己診断テスト」（https://www.ninchi-k.com/images/ninchi_test.pdf）、ｉＰｈｏｎｅアプリの「認知症テストＭｏｆｆワスレナグサ（ＨＤＳ-Ｒ）」（https://apps.apple.com/jp/app/moff/id1279113631）などがあります。

後者は長谷川式認知症スケール（HDS-R）です。

いずれもあくまで目安であり、医療につながるきっかけとして利用していただければと思います。

正確な診断には、神経心理検査、脳画像検査、髄液の採取などの専門的な検査を要します。特にレカネマブの治療を受けられるかどうかを決めるには、これらの検査は必須です。アルツハイマー病の専門的な検査については後で詳しく説明します。

Q.3 アルツハイマー病の具体的な症状は何ですか？

病識（病気の自覚）の有無以外にもアルツハイマー病を特徴づける症状があります。アルツハイマー病の症状は大きく「中核症状」と「周辺症状」の二つに分けられます。中核症状は、脳の細胞が死滅したり、脳の働きが低下したりして直接起こる症状。一方、周辺症状は、ご本人のもともとの性格、環境、人間関係などが複雑に絡《から》み合って生じる精神症状です。うつ状態、不安、焦燥《しょうそう》、徘徊《はいかい》、興奮、暴力、不潔行為などが含まれます。

周辺症状は先行して中核症状があり、それに派生して起こります。それでは脳がダメージを受けて生じる中核症状とは具体的にどのようなものでしょうか。

中核症状には「記憶障害」「見当識障害」「処理能力の低下」「実行機能の低下」などがあります。一つずつ説明しましょう。

アルツハイマー病の記憶障害は、コップに注ぐ水によくたとえられます。

■認知症（アルツハイマー病）の記憶障害

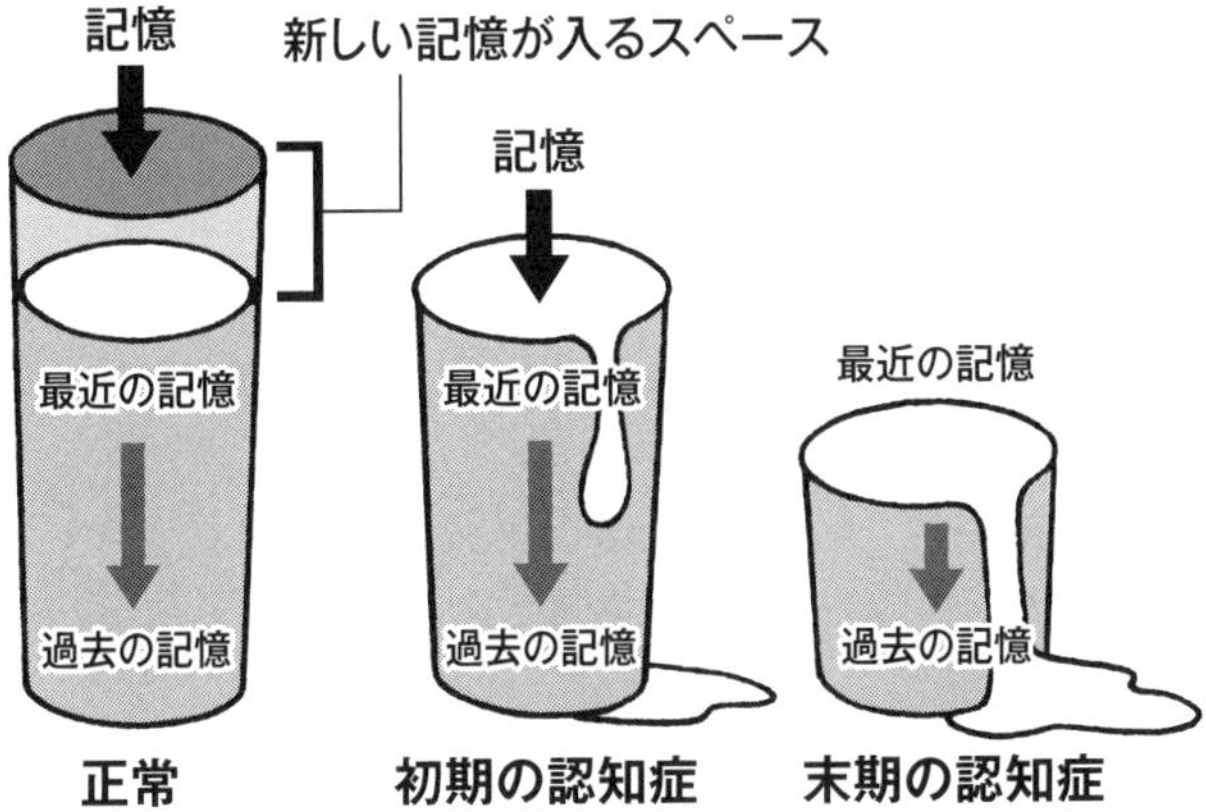

コップの底にある水は古い記憶、上のほうにある水は新しい記憶であると考えてください。正常な人はコップの背丈が高く、新しい記憶をどんどん注いでもコップからあふれ出ることがありません。一方、アルツハイマー病ではコップの背丈が低くなり、新しい記憶がこぼれ落ちてしまいます。症状が進行すると、さらにコップの背丈が低くなり、新しい記憶を留めることが難しくなるのですが、コップの底に溜まっている古い記憶は最後まで残ります。
アルツハイマー病では5分から数日以内の記憶「近時記憶」が障害を受ける

症状が初期から見られますが、ご本人が子どもの頃や若い頃の記憶「遠隔記憶」は長く保たれるのが普通です。

一口に記憶といっても、いろいろ種類があり、アルツハイマー病で最初に障害を受けるのは、自分が体験した事柄の記憶「エピソード記憶」です。一方、「意味記憶」と呼ばれる、知識や一般常識は保たれます。昨日の夕飯に何を食べたかとかどんな交通手段で病院に来たかといったことは忘れるのですが、過去に勉強して覚えた知識は比較的長く保たれます。

見当識障害とは、時間、場所、人間関係がわからなくなる症状です。初期には日時、季節がわからなくなり、次に地理感覚が障害を受けます。馴染《なじ》みがあるはずの場所で迷子になったり、家に帰れなくなったりするのは見当識障害のためです。症状が進むと、人間関係がわからなくなり、自分の配偶者や子どもまで認識できなくなります。

処理能力の低下は、環境への適応能力の低下と言い換えてもよいでしょう。引っ越しや旅行など、それまで過ごした場所から移動したときに新しい環境に対応できず、パニック状態になることがあります。冠婚葬祭で適切な行動がとれなかったり、ＡＴＭや電化製品を操作しにくくなったりする症状です。

実行機能とは、計画を立てて、物事をスムーズに遂行する能力です。よく見られるのは、料理ができなくなることです。料理が得意だった人が簡単なメニューしか作れなくなった、味付けがおかしくなった……こんな出来事をきっかけにアルツハイマー病を疑い、受診されるケースは少なくありません。

Q.4

認知症を疑って家族を受診させたところ「うつ病性仮性認知症」との診断でした。どんな病気ですか？

老年期のうつ病には、アルツハイマー病などの認知症と区別しにくい症状がよく見られます。これを「うつ病性仮性認知症」と呼んでいます。軽度の認知症と老年期のうつ病を区別して診断（鑑別）するのはしばしば困難で、専門医でさえ認知症の初期症状か、うつ病性仮性認知症か、あるいは両者が合併したものなのかしばしば迷います。

うつ病性仮性認知症は、症状が変動するのが特徴で、未治療でも改善することがあります。一方、認知症は、治療しなければ通常よくなることはありません。

うつ病の場合も記憶力が低下しているように見えます。認知症の場合は、物忘れに対する言い訳をして正常であるかのように取り繕う振る舞いや、他の人のせいにする様子が見られます。一方、うつ病の場合、知能テストなど、認知機能の検査を

■認知症とうつ病の違い

	認知症	うつによる仮性認知症
知的機能	低下。日時がわからない。通常、全般的に一貫して障害されている	見かけ上の低下 しばしば記憶障害のみに限られる 一貫性を欠き、自身が努力することを拒んでいる
気分と行動	易怒性が見られる 無目的、不適切な行動	気分に変動が見られる 抑うつ
対人関係	無関心	引っ込み気味、緊張する
自己像	変化なし、他人を疑う	自分を責める
質問への応答	質問をはぐらかしたり、怒ったりする 正しく答えようと努めてもできない	しばしば返事が遅れ、「わかりません」あるいは類似の答え方をし、努力しない
自己像	感情鈍麻	悲しい

すると、「わかりません」「できません」とすぐにあきらめ、自分の能力低下を強調する傾向があります。認知症よりも食欲低下、不眠が高い割合で見られ、不安、焦燥、心気症状（体の不調に強くとらわれ、重大な疾患を持っていると思い込んでおびえる状態）も伴います。内向的になり、自分を責める気持ちも強まります。

うつ病性仮性認知症と認知症を区別するには画像検査がある程度役立ちます。というのも、うつ病性仮性認知症の場合、認知症とは異なり、画像検査を行っても脳自体の異常は明らかではないからです。うつ病には有効な薬もあり、うつ病の改善とともに認知機能もよくなります。

ただし認知症の初期にうつ状態を伴うこともあるため、本当は認知症なのに最初にうつ病と診断され、最終的に認知症の診断に至ることもあります。うつ病の薬が効いて認知機能が改善するのかなど、経過を慎重に観察する必要があります。

Q.5

認知症と診断された家族の徘徊、暴言、暴力に困っています。どう対処すればよいでしょうか。

認知症の介護で最も苦労するのは、徘徊、暴言、暴力といってよいでしょう。これらは認知症の中核症状から派生して起こる周辺症状で、他に、うつ、不安、焦燥、興奮、不潔行為があります。

周辺症状はご本人の性格、環境、人間関係などが複雑に絡み合って生じるので、周囲の対応次第で改善することもあれば悪化することもあります。ここで、周辺症状の各症状に合わせた対策を説明します。

●興奮・暴言・暴力

大声や奇声を上げる興奮、暴言、暴力は介護者を最も疲弊させる症状です。ご本人のもともとの性格が影響して生じます。

【対策】まず興奮している理由、怒っている理由を探ってください。恐怖、不安などの感情を起こさせる原因があるのかもしれません。

怒りの矛先《ほこさき》が特定の人に向く場合は、介護者や接する人を変えるのも一つの方法です。身の危険を覚えるほど激しい場合は、すぐにケアマネージャーや医師に相談してください。気分を鎮める薬などを使ったほうがいいこともあります。

一部の認知症薬がイライラを誘発させていることもありますので、主治医と処方内容を確認してみてください。

●妄想

代表的なのは、物がなくなったことを人のせいにする「物盗《と》られ妄想《もうそう》」です。正常な人は財布など自分のものをどこかに置き忘れると「自分があそこに置き忘れた」と考えます。しかし認知症の場合、どこかに行ったこと自体を忘れたり、置き忘れた自覚を持てなかったりするため「盗られた」と訴えることがあります。男性よりも女性に多い症状です。

【対策】間違いと指摘するとさらに興奮するので頭ごなしに「盗られた」という訴えを否定しないでください。まずなくなっていることに同情し、「一緒に探しましょう」と提案してみましょう。犯人の疑いをもたれている人が介護者の場合は、接する人を変えてみてもよいでしょう。ご本人が好きなテレビ番組などの話題を切り出したり、お茶に誘ったりして注意をそらすと興奮が収まることもあります。不安感が強く、第三者に迷惑がかかる場合には早めに主治医に相談しましょう。

●徘徊（迷子）

徘徊は、住み慣れた自宅から施設などへ移ったときによく起こります。自宅にいても家に帰りたいと外に出る場合もあります。夕方に落ち着きがなくなり、無断で外に出ようとするケースが多いので「夕暮れ症候群」と呼ばれています。

【対策】徘徊には、身を置いているところが自分の居場所ではないと感じる不安が隠れています。何らかの役割や毎日取り組める課題を与えるなどして、自分の居場所と思える空間をつくってあげてください。それでも外に出たがる場合には、一緒に家の近所をしばらく歩いて、落ち着いてから自宅に戻るとよいでしょう。歩いているうちに外に出たくなった理由を忘れることもよくあります。

●入浴拒否

清潔さを保つには体や髪を定期的に洗う必要があります。入浴には疲労回復、快眠、腰痛・肩こり緩和《かんわ》などさまざまなメリットもあります。しかし認知症の患者さんはしばしば入浴を嫌がります。

【対策】 入浴を拒否する理由を見極めるようにしましょう。入浴の手順やシャワーの使い方がわからなくなった、脱衣所が寒い、あるいは裸を見られるのが恥ずかしいなど何らかの理由で、お風呂に入りたがらない場合があるからです。入浴しないことを責めたり、無理やり入れようとしたりするのは避けましょう。

●幻覚

代表的な幻覚は、実際には存在しないものが見える「幻視」、聞こえないものが聞こえる「幻聴」です（他に嗅覚について幻臭、触覚について幻触、味覚について幻味などもあります）。レビー小体型認知症（p.161参照）では幻視がよく見られます。子どもや、小動物、色鮮やかなものが見えるのが特徴です。東北の言い伝えである座敷わらしが、これに相当するとも考えられています。

【対策】ご本人が幻覚と認識しており、かつ不安感を抱いていないなら「それはまぼろしですよ」と説明し、様子を見るだけでかまいません。幻視の場合、周囲が暗くなってきたタイミングで表れることが多いので、部屋を明るくしたり、幻視のきっかけとなりそうな家具や置物などを片づけたりすると、症状が軽くなります。

幻覚に対して不安感が強い場合は、早めに医師に相談しましょう。

●尿・便失禁

認知症による失禁は、排尿や排便機能の問題ではなく、トイレで排尿・排便することが理解できない、尿意・便意を認識できないなどの理由によって生じ、機能性失禁と呼ばれています。

【対策】失禁しても叱らないようにしてください。きつい口調で注意すると、失禁で汚れた衣服を隠すことがあります。逆に慰《なぐさ》めることもせず、自然に振る舞いましょう。トイレまで遠く、間に合わなくて失禁することもあるので、ご本人の部屋はなるべくトイレに近いほうがよいでしょう。トイレが目立つように大きな印を付けたり、夜間はトイレまでの通路に明かりを付けておいたりするのも失敗を防ぐのに役立ちます。

あらかじめ排泄《はいせつ》の間隔を把握して、そろそろ尿意（または便意）を催す頃だなというタイミングでトイレに行くのを促すのも効果的です。

●意欲低下・うつ状態

認知症の初期には、自分の症状に悩み、うつになってしまう人もいます。アルツハイマー病、レビー小体型認知症のどちらでもうつ症状が見られますが、レビー小体型認知症でのうつ症状の発生率のほうが高いです。

【対策】うつ症状が見られるときには、一人にしないでデイサービスなどを利用し、大勢の人がいる場所に連れていったり、散歩や音楽鑑賞に誘ったりするとよいでしょう。

●不安・焦燥

認知症では、自分の症状、特に記憶障害や見当識障害に不安や焦燥を感じて落ち着きがなくなり、イライラが募って大声や奇声を上げたり、攻撃的な物言いをしたり、逆に普段以上に他人に頼ったりなど過度の反応が出ることがしばしばあります。

【対策】孤独、幻覚、恐怖、何らかの病気による苦痛、環境変化などが不安、焦燥の原因かもしれません。ご本人の話を冷静に聞いて、改善点を見逃さないようにしましょう。

●睡眠障害

認知症では睡眠障害がしばしば見られます。なかなか寝つけない、眠りが浅くて何度も起きてしまう場合もあれば、昼夜逆転してしまう場合もあります。

【対策】日中に散歩するなど体を動かし、太陽の光を浴びて体内時計を整えましょう。室温や、寝具を整えるなど、眠りやすい環境づくりも大切です。最近は、習慣性になりにくく自然な睡眠を促す薬がありますので医師に相談しましょう。

●性的問題行動

卑猥なことを言う、性器を見せる、性行為を迫るなどです。

【対策】まずは冷静にやめるように伝えてください。くり返す場合は、日中の活動量を増やしてエネルギーを消費したり、趣味など欲求を満たせる他の対象を見つけてもらったりする方法もあります。悪化する場合は、介護者一人で抱え込まず、家族や他の介護者、医師に報告・相談しましょう。

周辺症状は認知症の進行とともに変化します。末期になると激しいものはむしろ減ってくることもあります。周辺症状への対応は介護者の疲弊を引き起こすので、共倒れしないように一人で抱え込まず、辛いときはためらわずに医師、ケアマネージャーなどに相談してください。

COLUMN ①

アルツハイマー病の発見

認知症は特定の病名ではなく、症状を表した呼び名です。いろいろな病気が認知症を引き起こしますが、その中で最も頻度の高いのがアルツハイマー病です。認知症の実に６割以上はアルツハイマー病とされています。世間では認知症＝アルツハイマー病と捉えられています。

この病気の患者をはじめて報告したのは、ドイツの精神科医アロイス・アルツハイマー博士（１８６４〜１９１５年）です。アルツハイマー病はこの博士にちなんで名づけられました。

博士がフランクフルト市立精神病院で後にアルツハイマー病の世界第１号患者となるアウグステ・Ｄ夫人という51歳の女性を診察したのは１９０１年のこ

とです。彼女は嫉妬《しっと》妄想（夫に対する激しい嫉妬心）、記憶力低下を病状として主に訴えていました。

アルツハイマー博士は、彼女の症例は重要であると考え、詳細な記録を残します。彼女の認知障害は一貫して進行し、会話が成立しなくなり、寝たきりとなり、食事の摂取も困難となりました。

彼女は1906年、床ずれによる感染症により亡くなります。博士は、脳の病理解剖をする機会をえて、3つの特徴的な所見を観察します。脳が顕著に萎縮していること、銀を使った特殊な染色をして顕微鏡で観察すると神経細胞の外に顆粒《かりゅう》状の斑《はん》があること、さらに神経細胞の中に線維の絡み合った束があることを見出《みいだ》したのです。顆粒状の斑と繊維状の束はそれぞれ老人斑と神経原線維変化と呼ばれています。老人斑についてはそれ以前に報告されていましたが、神経原線維変化は新しい発見でした。

ところが、同年に博士が学会で行った発表はそれほど注目を浴びませんでした。当時は、初老期に起こる特殊で珍しい病気として扱われたからです。

その後、同じような症状を示す患者さんについての報告が相次ぎます。1910年にはアルツハイマー博士の師であるクレペリンが、この疾患を「アルツハイマー病」と名づけます。

アルツハイマー病は通常、65歳以降に発症する高齢者の病気です。それより若くして発症する場合を若年性アルツハイマー病と呼びます。博士が報告した症例は、若年性アルツハイマー病に相当します。

その後、世界で、特に先進国で高齢化が進み、認知症が徐々に増えて、現在ではアルツハイマー病は大きく注目されています。さらに研究が進み、博士が報告したこの初老期の疾患（若年性アルツハイマー病）は高齢発症アルツハイマー病と基本的に同等の疾患であると認識されるようになりました。現在は、両者の病気のメカニズムには大きな違いがないと考えられています。

アルツハイマー病の患者の脳の中には2種類のゴミが溜まります。その一つはアミロイドβ《ベータ》と呼ばれるタンパク質で、もう一つはタウというタンパク質です。

脳の神経細胞の外でアミロイドβの塊《かたまり》になったものを老人斑、神経細胞の中でタウが塊となったものを神経原線維変化と呼んでいます。これら2つの特徴についてはじめて報告したのがアルツハイマー博士ということになります。

Q.6

アルツハイマー病の原因は何ですか？

アルツハイマー病の発見者アロイス・アルツハイマー博士（p.39コラム参照）が見出したこの病気の特徴は、「脳の萎縮」「老人斑」「神経原線維変化」の３つです。それぞれ説明しましょう。

●脳の萎縮

人の脳には、全体で約１０００億個の神経細胞（ニューロン）があるといわれています。各神経細胞はお互いにつながって、情報の受け渡しや処理を担っています。この神経細胞が死滅し、脳が縮まっていく現象が脳の萎縮です。脳の重さは通常１２００～１４００グラムありますが、症状が進行すると１０００グラム以下になります。

脳の萎縮はアルツハイマー病以外にも、アルコール依存症、前頭側頭葉変性症、筋萎縮性側索《そくさく》硬化症（ＡＬＳ）などで見られます。こうした神経細胞がだんだん死滅してしまう、ただし感染症、脳腫瘍、脳血管障害といった明らかな原因が見当たらない病気を神経変性疾患といいます。アルツハイマー病の脳の萎縮の特徴は、大脳の側面（側頭葉）と頭のてっぺん（頭頂葉）が著しく縮むところです。

●老人斑

老人斑は、脳の表面に近い部分にできるシミのようなものです。その主な成分はアミロイドβ《ベータ》と呼ばれるタンパク質です。アミロイドβの異常構造物である老人斑が脳にたくさん現れる疾患は、アルツハイマー病のほかにありません。

タンパク質は通常50個以上のアミノ酸がつながって構成されます。50個未満のアミノ酸がつながってできたものはペプチドと呼ばれます。アミロイドβの場合、主に40または42個のアミノ酸から構成されているので、アミロイドβペプチドと呼ぶこともあります。

アミロイドβはもっと大きなタンパク質の一部が切り出される形で作られます。

アミロイドβの以前の姿という意味で、このタンパク質をアミロイド前駆体《ぜんくたい》タンパク質（ＡＰＰ）といいます。ＡＰＰはアミノ酸の数でいえば７００個前後で、細胞の内側と外側を区切る膜（細胞膜）を貫く膜貫通型タンパク質の一種です。膜貫通型タンパク質は特定の物質が膜を通過できるようにする「出入り口」の機能を担っていますが、ＡＰＰは神経の成長と修復に重要な役割を持っており、ヒトでは特に胎児期や若年期に欠かせません。

ＡＰＰを切断するのはβセクレターゼ、γ《ガンマ》セクレターゼという2つの酵素です。これによりＡＰＰからアミロイドβが細胞の外側に切り出されます。

アミロイドβは健常な人でも作り出されていますが、その役割はまだ明らかになっていません。脳に侵入した細菌を封じ込める役割があることを示唆《しさ》する最近の研究はありますが、単なる老廃物（ゴミ）とも考えられています。

なぜアミロイドβは溜まってしまうのでしょうか？

お互いに引き合って結合しやすい化学的性質（凝集性《ぎょうしゅうせい》）を持っているから、というのがその理由です。個人差はありますが、基本的には時間が経つほど、つまり加齢に伴ってアミロイドβは脳の中に溜まっていきます。健常人でも30、40代から脳に出現し始めることもあります。

サル、イヌ、クマは、ヒトとまったく構造が同じアミロイドβを持ち、年を取るとそれが溜まって脳に老人斑ができます（ちなみにネズミもアミロイドβを持ちますが、42個のアミノ酸のうち異なる種類が3つあり、老人斑はできません）。

それでは彼らもヒトと同じようにアルツハイマー病になるのでしょうか？　答えはノーです。平均寿命が30年程度のサル、10数年のイヌ、20数年のクマでは、老人斑と神経原線維変化（後述）の2つが揃う前に一生を終えてしまうからです。老犬で認知症による行動異常が見られるのは確かですが、アルツハイマー病とは異なるメカニズムで認知機能が低下していると考えられています。アルツハイマー病は、寿命が長く、溜まりやすい性質のアミロイドβを持つヒト固有の病気なのです。この疾患との闘いは、ヒトという生物の宿命ともいえます。アミロイドβは、主に40もしくは42個のアミノ酸からなる2種類が存在しますが、42個のほうがゴミとして溜まりやすく毒性が高いと考えられています。

■アミロイドβ《ベータ》42アミノ酸

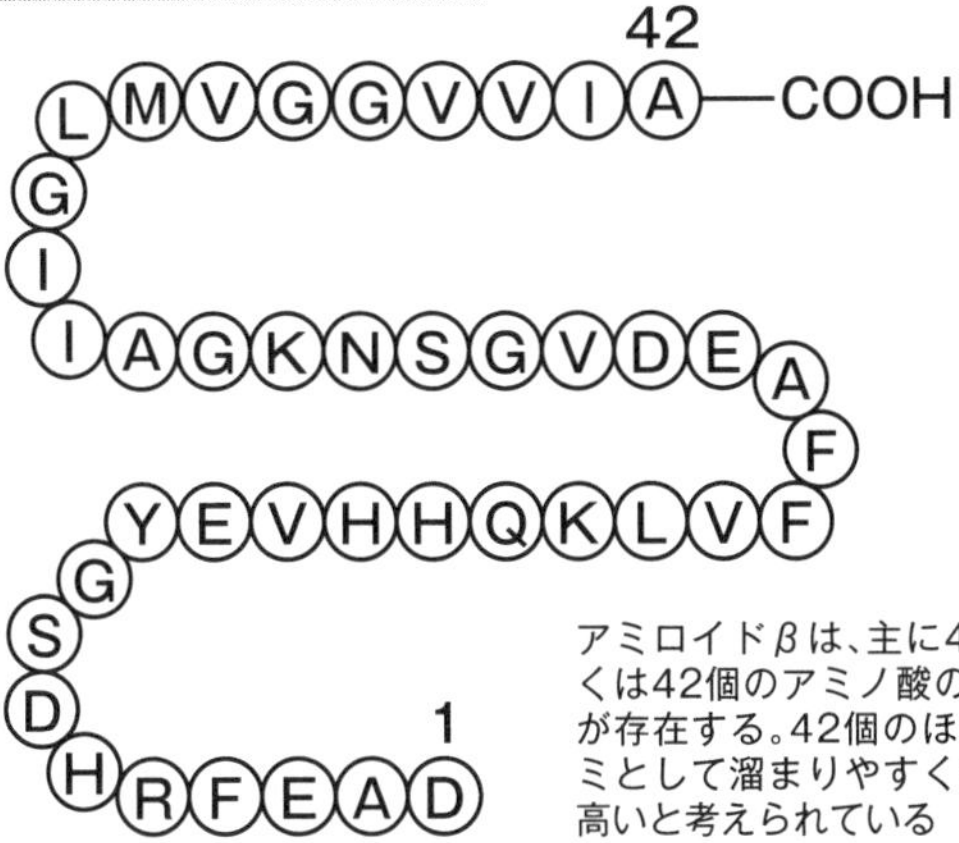

アミロイドβは、主に40もしくは42個のアミノ酸の2種類が存在する。42個のほうがゴミとして溜まりやすく毒性が高いと考えられている

●神経原線維変化

神経原線維とは、神経細胞の中にできる糸くずのような、ひも状の物質です。電子顕微鏡を使って観察すると、2本の細いひもがらせん状にねじれ合わさったような構造をしています。その主成分はタウと呼ばれるタンパク質です。タウが線維化してたくさん集まり、固まった状態を神経原線維変化と呼びます。

　タウには、神経細胞が電気信号を伝える電線のように、細く長く伸びた神経突起の形を安定化させるという重要

■アルツハイマー病の３つの特徴

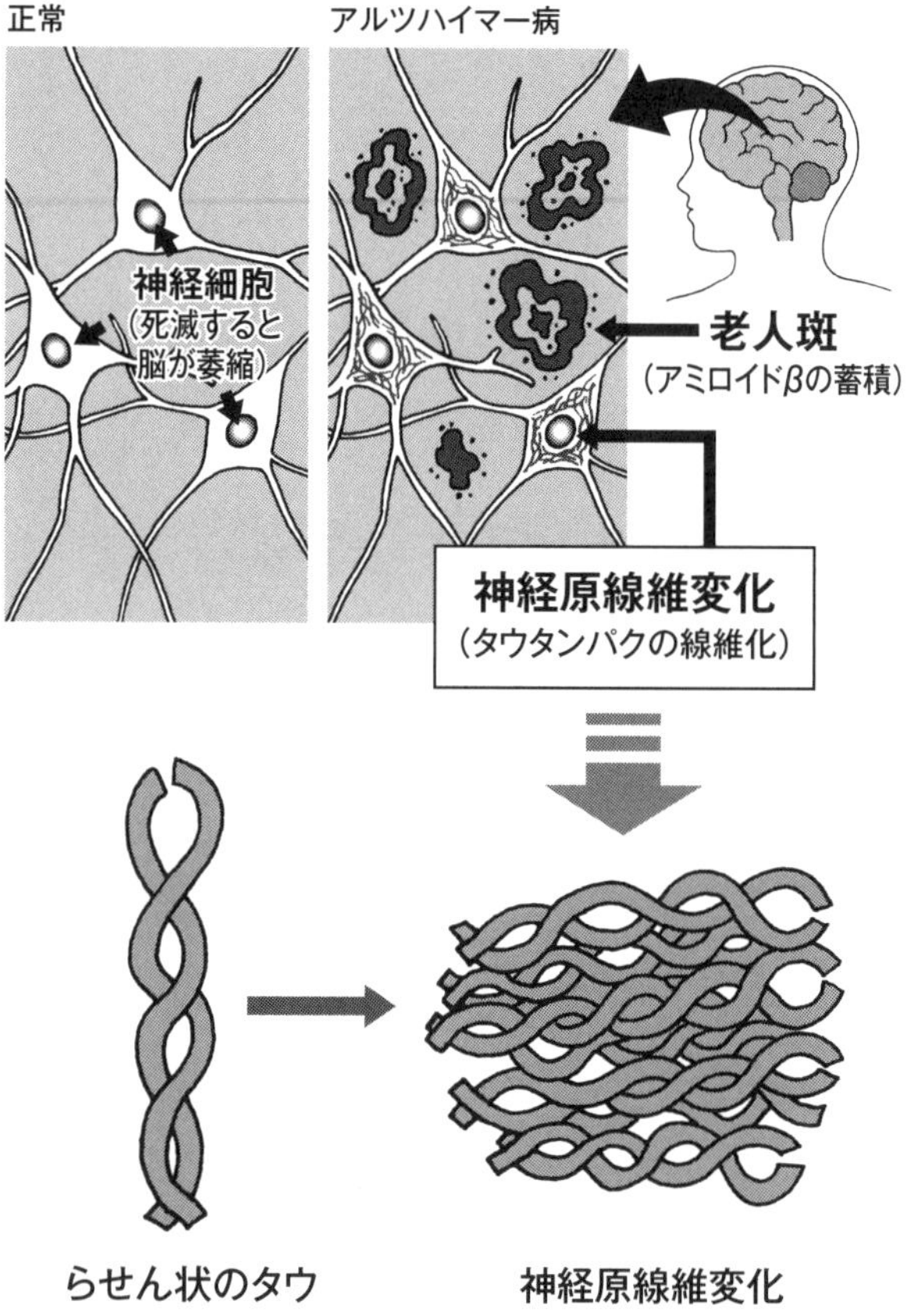

な役割があります。しかし、線維化してしまったタウに本来の機能はありません。アミロイドβと同じように、線維化したタウは一種のゴミといえます。

実は、アルツハイマー病の重症度と関係があるのは、老人斑ではなく、神経原線維変化の量です。老人斑がたくさんあっても認知機能障害がない人もいるのです。神経細胞を死滅させ、アルツハイマー病を引き起こしている直接の原因は神経原線維変化だと考えられています。

神経原線維変化はアルツハイマー病に特有の現象というわけではありません。まれな遺伝性認知症の一つFTDP - 17（Frontotemporal dementia and parkinsonism linked to chromosome 17：17番染色体に連鎖した家族性前頭側頭型認知症パーキンソニズム）と呼ばれる疾患でも多く神経原線維変化が見られます。この疾患は、人格障害を中心とする認知症とパーキンソン病に似た症状を引き起こしますが、その原因はタウ遺伝子自体の異常（変異）です。老人斑は見られず、症状もアルツハイマー病とは異なります。

神経原線維変化は、老人斑がなくても加齢とともにほとんどの人で少しずつ増えていきます。人によっては認知症の症状が出てくる場合があり、神経原線維変化型認知症と呼ばれています。アルツハイマー病の患者さんよりも高齢になって発病し、進行も遅いのが特徴です。こういった現象を病気とするのか、通常の老化現象の範囲内とするのかには、まだ結論が出ていません。いずれにせよヒトは老化とともに認知機能が落ちてきます。これは生物の宿命なのです。

Q.7

アルツハイマー病を引き起こすのはアミロイドβ？ それともタウ？

Ｑ．６「アルツハイマー病の原因は何ですか？」（p．43）の項では、アルツハイマー病を引き起こす原因物質として「アミロイドβ」と、線維化した「タウ」を紹介しました。結局、どちらが根本原因なのか、アミロイドβと線維化したタウの関係はどうなっているのかと思われた方も多いでしょう。

どちらのゴミがアルツハイマー病の元凶かをめぐり、研究者の間でも活発な議論が交わされてきました。現在はアミロイドβを元凶とするとの考えが有力です。

その根拠を並べてみましょう。

（1）タウが蓄積する病気が20以上あるのに対し、アミロイドβが蓄積する病気はアルツハイマー病しかない点。

（2）アルツハイマー病の脳では、アミロイドβがタウより先に蓄積していることが多くの研究で示されている点。
（3）遺伝性のアルツハイマー病の一部では、アミロイド前駆体タンパク質（APP）の遺伝子異常（変異）が見られる点。
（4）タウの遺伝子異常は、FTDP-17（前出）という別の病気を引き起こす点。
（5）アルツハイマー病の原因となる遺伝子異常のほとんどが、アミロイドβを増加させる点。

いくつかの点については後でも触れますが、これらがアミロイドβ元凶説を支持する根拠です。

脳の中で、まずアミロイドβがゴミとして溜まります。その影響で、神経細胞の調子が悪くなり、もう一つのゴミであるタウが神経細胞の中で溜まり始める。このタウが細胞の内部で固まって線維となると、最終的に神経細胞が死んでしまう。記憶を司《つかさど》り、タツノオトシゴのような形をした海馬《かいば》と呼ばれる部分が特に障害されやすく、記憶障害を中心にさまざまな認知障害が出てくる――。

■アルツハイマー病発症のメカニズム
アミロイドカスケード仮説

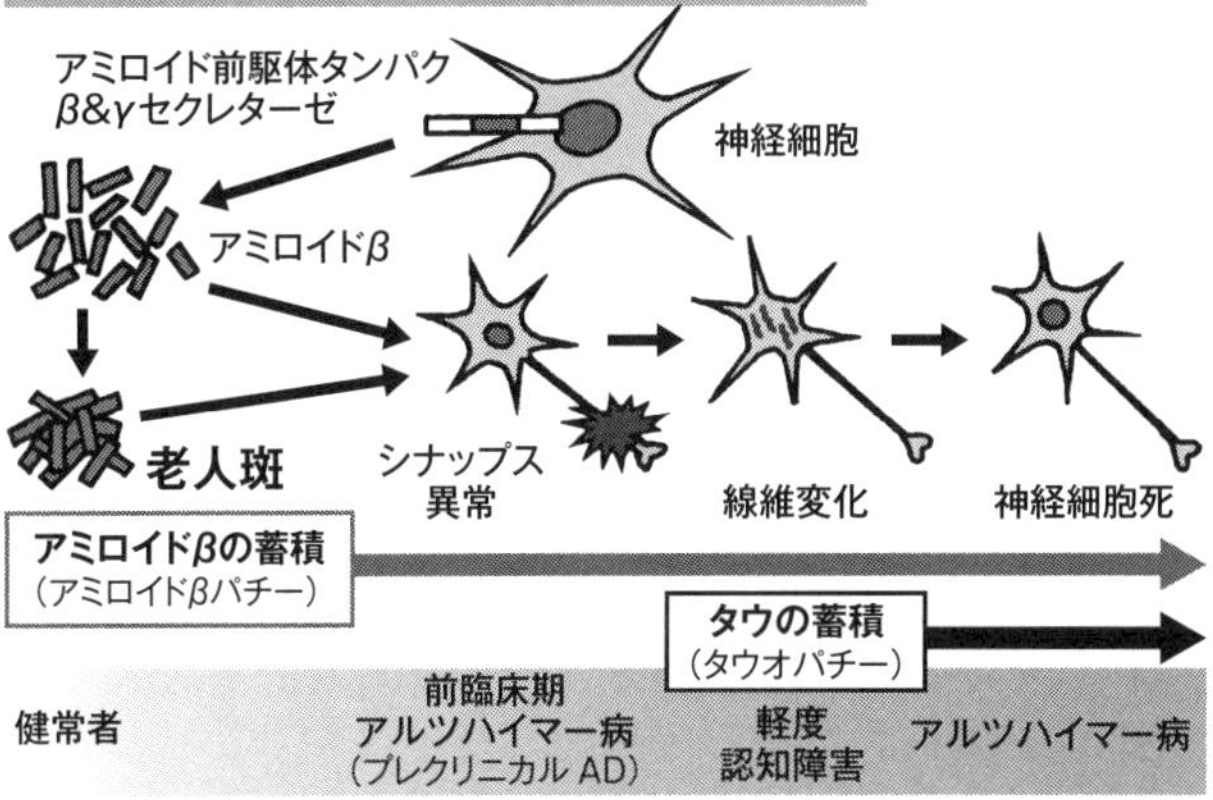

アミロイドβの蓄積が引き金となってアルツハイマー病が発症するとする「アミロイドカスケード仮説」が最初に提唱されたのは1992年で、提唱者はイギリスのジョン・ハーディ博士でした。現在、多くの研究者がこの仮説を支持しています。

この仮説に基づき、これまでアミロイドβを取り除くことを目指して多くの薬剤が開発されてきました。レカネマブもその一つです。

ただし、アミロイドカスケード仮説はすべての研究者に受け入れられているわけではありません。主な批判の論点は次の3つです。

（1）アルツハイマー病の重症度と関係するのは、老人斑（アミロイドβ）でなく神経原線維変化（タウ）の量である。

（2）アミロイドβの蓄積がタウの蓄積を導くメカニズムが解明されていない。

（3）アミロイドβを減らす薬では認知機能に対する効果が見られない。

（1）はその通りで、神経細胞を殺しているのは神経原線維変化と考えられます。しかしその神経原線維変化を誘導しているのが老人斑ではないかというのがアミロイドカスケード仮説です。車でいえば、老人斑がエンジンスタート、神経原線維変化はギアとアクセルに対応します。

（2）については諸説ありますが、まだはっきりとはわかっていません。

（3）については後で詳しく述べたいと思います。実際、（3）の批判の通り、これまでの多くの新薬候補は認知機能によい結果を示せませんでした。しかし、薬の開発が進み、近年の臨床治験、特にレカネマブの臨床治験では治療効果が確認できました。２０２３年7月にアメリカで、9月に日本でレカネマブが承認され、アミロイドカスケード仮説が正しいとする認識はさらに広がりました。私も今はこの仮説が正しいと考えています。つまりアミロイドカスケード仮説の「仮説」はもう取ってもいいと思います。

Q.8

アミロイドβが脳に溜まると神経細胞にどんな悪影響を与えるのですか？

アミロイドβの蓄積が引き金となり、神経細胞の中でタウが線維化し始めることでアルツハイマー病を起こしている。これがアミロイドカスケード仮説ですが、前述の通り、アミロイドβが神経細胞にどんな悪影響を及ぼしているかについてはまだはっきりとはしていません。

しかし、わかってきたこともあります。それは脳のシミのような塊をなして、いかにも悪さを働いていそうな老人斑自体には、実はそれほど毒性がないかもしれないということです。一体どういうことでしょうか。

アミロイドβが蓄積して最終的には老人斑ができますが、その前にいくつかの段階があります。アミロイドβの量が増え、お互いに少しずつくっついて数個の分子からなる、オリゴマーと呼ばれる小さな塊となる段階。オリゴマーがさらに集まり、

■アミロイドβの変化

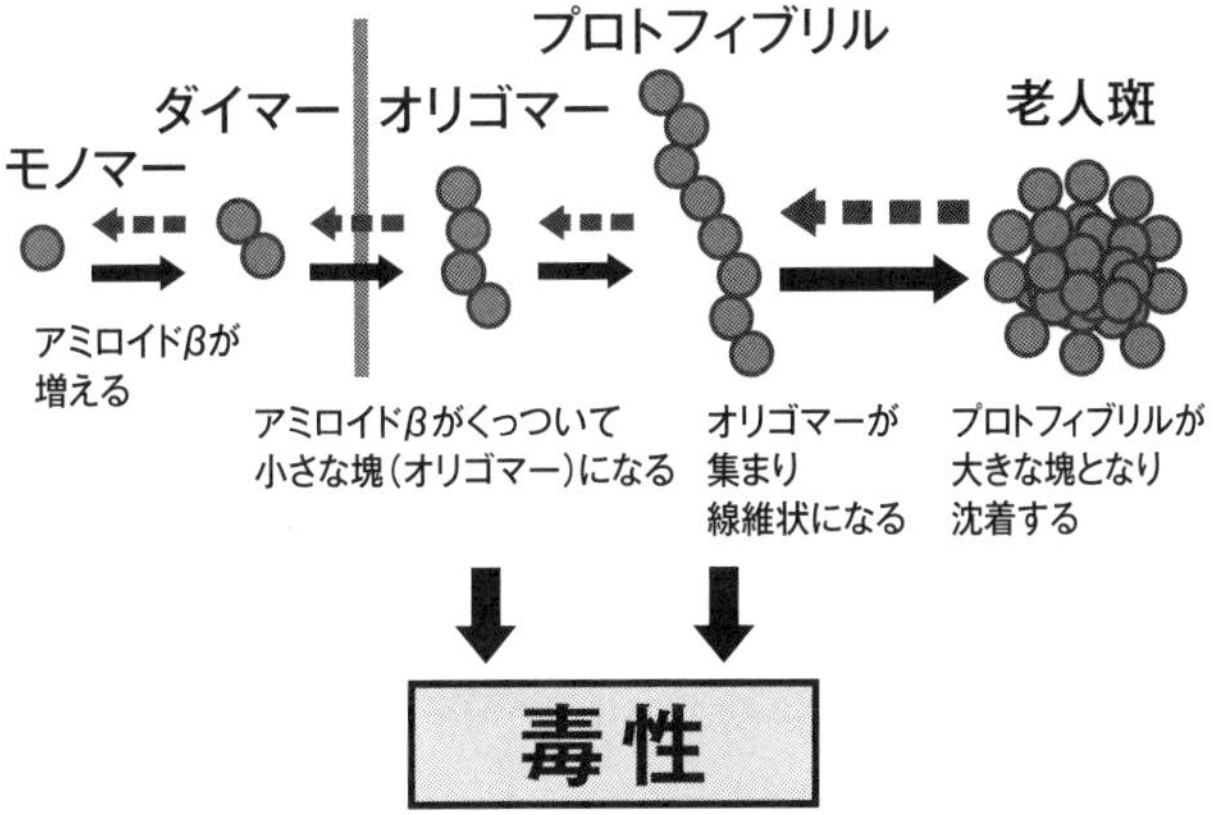

プロトフィブリルと呼ばれる繊維状の塊となる段階。そして通常の顕微鏡で見えるほどに熟成した老人斑の段階です。

近年増えてきたのは、老人斑よりも前の段階のオリゴマーやプロトフィブリルが真の毒性を発揮していることを示す研究です。たとえばオリゴマーを神経細胞にふりかけると電気信号が滞《とどこお》ることが報告されています。2002年にはアメリカ・ハーバード大学のデニス・セルコー博士がアルツハイマー病の発症原因として「アミロイドβオリゴマー仮説」を提唱しました。

また、最も毒性が高いのはプロトフィブリルで、神経細胞膜を傷つけて毒性を発揮しているとの報告もあります。このプロトフィブリルを標的とし、その毒性を失わせる薬として開発されたのがレカネマブです。

Q.9

アルツハイマー病は遺伝しますか？

遺伝的な要因で何かの病気にかかる可能性を「遺伝的リスク」といいます。アルツハイマー病の患者さんの半分以上は、この病気の発症の確率を高める因子を親から受け継いでいる、つまり遺伝的リスクを持っていることが知られています。

遺伝とはそもそも何でしょうか。それは「親の体質が子に伝わること」です。体質には顔かたち、体つき、性格、病気へのかかりやすさなどが含まれます。

遺伝に「子」の字が付いた「遺伝子」もよく目にされると思いますが、こちらは「遺伝を決定する小単位」を意味します。人間の体は60兆個の細胞から成り立ちますが、各細胞に私たちの体を作るのに必要な約２万個もの遺伝子が含まれています。その本体は「DNA（デオキシリボ核酸）」です。DNAには文字の役割を果たすA（アデニン）、T（チミン）、G（グリシン）、C（シトシン）という４種類の物質（塩基と呼ばれます）があります。「人体の設計図」はこの４文字で記されています。４文字の並びのどこか、つまりどこかの遺伝子に変異と呼ばれる異常があると、遺伝性疾患が生じる場合があるのです。

親から子への遺伝の仕方には大きく分けると顕性《けんせい》（優性）遺伝と潜性《せんせい》（劣性）遺伝の2つがあります。私たちはみんな父、母からそれぞれ2対の遺伝子をもらいますが、顕性遺伝の場合、病気に関わる遺伝子変異を1つ受け継ぐと発症します。病気の親の子は50％の確率で発症します。一方、潜性遺伝の場合、両親からそろって同じ遺伝子変異を受け継ぐと発症します。2対のうち片方だけ潜性遺伝の遺伝子変異を持つ人は発症しませんが、両親とも潜性遺伝の遺伝子変異を1つ持つ場合、その子どもは25％の確率で発症します。

アルツハイマー病には顕性遺伝するものがあり、家族性アルツハイマー病と呼ばれています。今日までに、家族性アルツハイマー病を引き起こす遺伝子が3つ発見されています。これらの遺伝子変異を受け継いだ子は、ある程度の年齢まで生存すれば極めて高い確率（ほぼ100％）で発症します。アルツハイマー病の数％はこの家族性アルツハイマー病だと考えられています（ちなみに70歳を超えて発症することの多い通常のアルツハイマー病を孤発性アルツハイマー病といいます）。

最初に見つかったのは、アミロイドβの元の姿APP（アミロイド前駆体タンパク質）の遺伝子変異でした（1991年）。さらに1995年に、お互い構造がよく似ている2つの遺伝子プレセニリン1、プレセニリン2が相次いで発見されます。この3つの遺伝子にこれまでに300以上のアルツハイマー病を引き起こす変異が見つかっています。

この遺伝子を研究することで、アルツハイマー病の発症メカニズムの理解が飛躍的に進みました。

APPの遺伝子変異があると、何が起こるのでしょうか。その一つは、毒性の高いアミロイドβがたくさん作り出されてしまうことです。前述の通り、アミロイドβにはアミノ酸40個からなるものとアミノ酸42個からなるものがあります。このうちアミノ酸42個のアミロイドβのほうが毒性が高いと考えられています。APPの遺伝子変異のいくつかは、毒性の高いアミロイドβをたくさん産生することがわかっています。

プレセニリン1、プレセニリン2がともにAPPからアミロイドβを切り出すγセクレターゼを構成していること、そしてこれらに遺伝子変異があると、やはりアミロイドβがよりたくさん産生されることもわかりました。

2012年には、アルツハイマー病が発症しにくくなる遺伝子変異も発見されました。APP A673Tと呼ばれるAPPの遺伝子変異です。APP A673Tを持つと、毒性の高いアミロイドβの産生が減り、アルツハイマー病を発症する確率が5分の1になるといわれています。ただしまれな変異で、アジア人でこの変異を持つ人はほとんどいません。

APPやプレセニリン1、プレセニリン2の遺伝子変異を持っている場合、100%に近い確率でアルツハイマー病を発症してしまいます。それほど強い発症率はないものの、アルツハイマー病になりやすい遺伝子多型（遺伝子リスク）があることも明らかにされつつあります。遺伝子多型とは、ある集団（人間の場合は全人口）に1%以上の頻度で見られる遺伝子変異で、何らかの病気に関係しているとしても致命的な影響を及ぼさない遺伝子の個体差のことです。1%に満たない頻度で見られる場合は遺伝子変異と呼びます。

アルツハイマー病の発症リスクを高める遺伝子の一つは、アポリポタンパク質Ｅ（ＡｐｏＥ）の遺伝子多型です。ＡｐｏＥは血液中でコレステロールなどの脂質を運ぶ役割を持っていますが、３種類の遺伝子多型（2、3、4型）が知られています。日本人の85％は３型のＡｐｏＥ３です。

アルツハイマー病の危険因子は４型のＡｐｏＥ４です。父母から受け継いだ２対の遺伝子のうち、片方が４型の人は両方３型の人の３倍、両方が４型の場合は10倍以上アルツハイマー病を発症しやすいと考えられています。

また、アルツハイマー病の患者さんの半分以上が４型を持っていることがわかっています。ただし、４型を持っている人がアルツハイマー病を必ず発症するわけではありません。４型をお持ちの方で高齢になっても認知機能がしっかりされている方はたくさんおられます。したがって、通常の診察でこの遺伝子を調べることはしていません。たとえ調べたとしても診断には利用できません。なお日本人の約15％はこの遺伝子多型を保有しているといわれています。

なぜＡｐｏＥ４を持つと、アルツハイマー病の発症リスクが高くなるのでしょうか。詳細はわかっていませんが、これまでの研究から、４型の人はアミロイドβを脳から除去する力が弱く、そのためにアミロイドβが脳に溜まりやすくなっていると考えられています。

アルツハイマー病を発症しやすい厄介《やっかい》な危険因子のＡｐｏＥ４を持つ人が、なぜ日本人の約15％も存在しているのでしょうか？　おそらくこの遺伝子多型を持つことに何らかの生物学的なメリットがあるからだと考えられています。一部の研究によれば、ＡｐｏＥ４を持つ女性は、出産後の回復が早く多産になると報告されています。

なおＡｐｏＥ４については、レカネマブに関連して注意していただきたいことがあります。両方の親からＡｐｏＥ４を受け継いだ方はレカネマブの副作用が出やすいからです。この点については後で詳しく述べます。

COLUMN ②

ダウン症研究からわかったこと

遺伝子の本体であるDNAは鎖のように長くつながっています。といっても真っ直ぐ伸びたひも状ではなくらせん状で、糸が巻き付いたように折り重なって、染色体と呼ばれる大きな構造を作っています。

ヒトは父から23本の染色体、母から23本の染色体を1セットずつ受け継ぐので、合計46本の染色体を持っています。46本のうち2本が性別を決める遺伝子を持つ性染色体、性別を決める遺伝子を持たない残りの44本を常染色体といいます。女性は2本のX染色体を、男性はXとYの染色体を1本ずつ持っています。また、常染色体には1番から22番までの番号が付いています。

ところで、「ダウン症」として知られるダウン症候群は、精神遅滞を引き起こす中では最も頻度の高い疾患ですが、その原因は21番染色体が1つ多くあり、3本となっていることです。

一方、アミロイドβとして切り出される前の姿であるＡＰＰの遺伝子は21番染色体に存在します。したがってダウン症の人はＡＰＰ遺伝子の数が通常の人の1・5倍であり、アミロイドβも1・5倍産生されることになります。

脳内でアミロイドβを掃除して取り除く能力を超えてその産生量が増えると、アミロイドβは脳に蓄積し、アルツハイマー病を発症しやすくなると考えられますが、実際、ダウン症のほとんどの人は中年以降にアルツハイマー病と同じ異常が脳に表れてきます。

Q.10

アミロイドβが溜まり始めるのはいつからですか？

最近の研究では、アルツハイマー病を発症する15～20年前から脳にアミロイドβが蓄積していることがわかってきました。70歳で発症したとすると、50～55歳頃からアミロイドβの蓄積がはじまっていたと考えられます。記憶障害など、具体的な症状が出るかなり前から、アミロイドβは溜まり始めているのです。

アミロイドＰＥＴ（p.76参照）と呼ばれる画像検査を使うと、脳内に蓄積したアミロイドβを可視化することができます。正常な認知機能の高齢者にアミロイドＰＥＴを行うと、実に2～3割の人にアミロイドβが蓄積していることがわかりました。

日本には65歳以上の高齢者が３６２４万人います（令和４年10月１日現在。『令和５年版高齢社会白書』より）。そのうち2～3割、つまり、約７２５～１０９０万人の脳にはアミロイドβが溜まっていると推定されます。この人たちは数年経つと高い確率で認知症予備軍である軽度認知障害（p.70コラム参照）に移行し、さらに時間が経つと記憶障害などで生活にトラブルが出るレベルの認知症に進行すると考えられます。認知機能は正常でもアミロイドβが脳に溜まっている人は認知症予備軍の〝予備軍〟といえます。

認知症予備軍の〝予備軍〟は、認知症の臨床的（クリニカル）な症状が出る前（プレ）という意味で、専門的には「プレクリニカル（前臨床期）アルツハイマー病」と呼ばれています。アルツハイマー病を克服する手立てとして今、大きな注目を浴びているのがこのプレクリニカル期です。

症状が出る前からの治療を「先制医療」といいます。特にアルツハイマー病の場合、発症するよりかなり前からアミロイドβが溜まっているので、先制医療により、もしアミロイドβを取り除くことができれば、アルツハイマー病の発症を防げると考えられます。

実際、こうした発想で今、プレクリニカル期の人を対象にしたレカネマブの臨床試験が進んでいます。認知症予備軍になる前に治療、あるいは予防すれば、記憶障害の出現を抑え、正常なままでいられるかもしれません。

■アルツハイマー病のバイオマーカー推移と先制（予防）医療の重要性

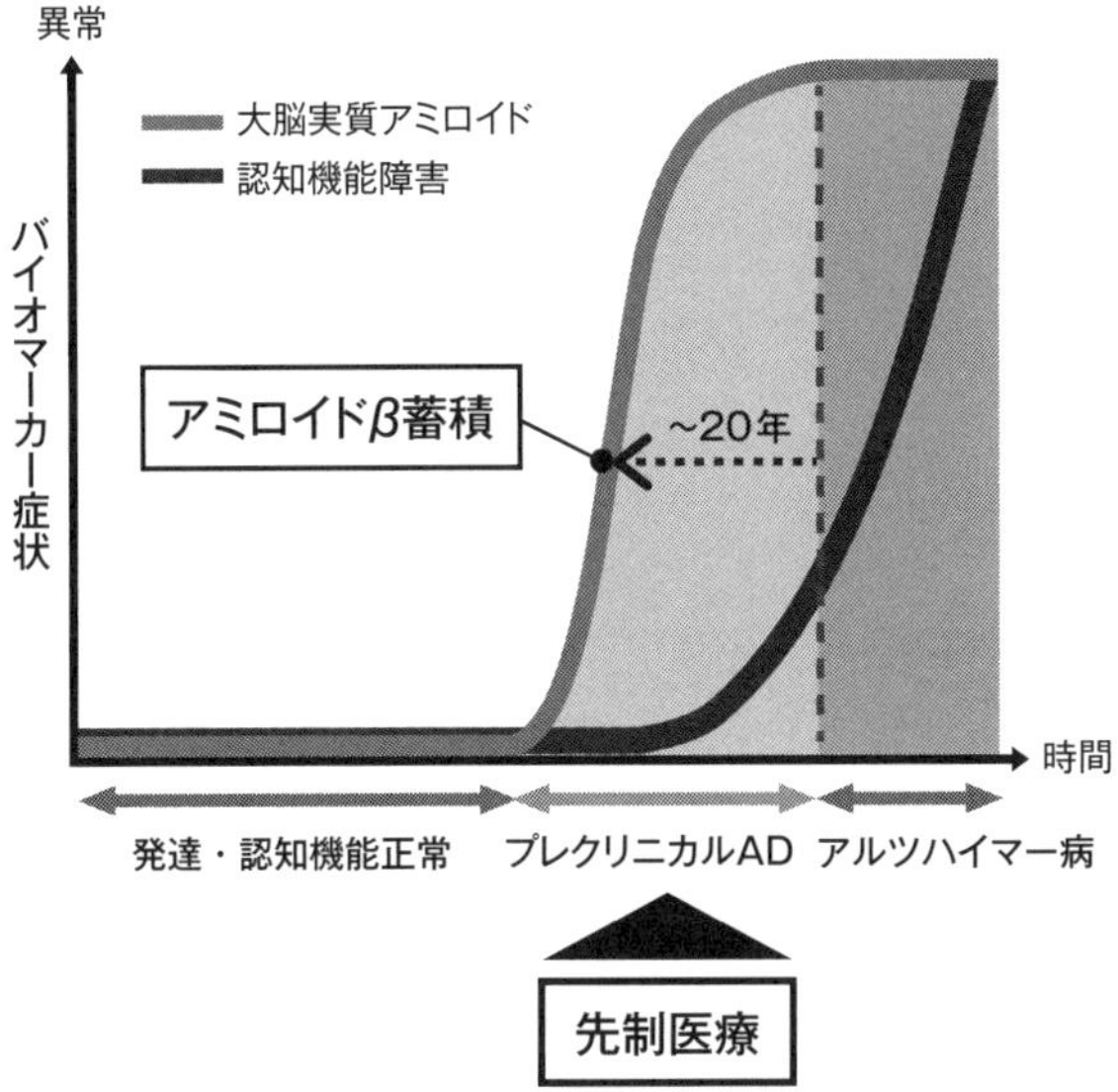

（伊東、鈴木、日本内科学会誌 2013）

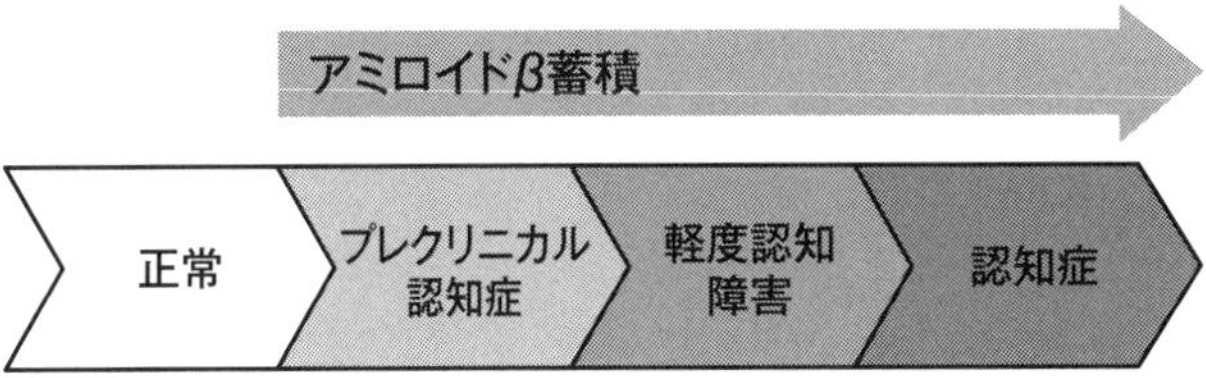

プレクリニカルアルツハイマー病、軽度認知障害はアルツハイマー病に進行する。アミロイドβの蓄積（ゴミ）は、軽度認知障害になる前の認知機能正常な時（プレクリニカルアルツハイマー病）から溜まり始めている。症状が出る前からの治療（先制医療）が重要

COLUMN ③

認知症予備軍

認知症予備軍は正式には軽度認知障害（Mild Cognitive Impairment・MCI）の人たちを指します。軽度認知障害とは、同年代の平均と比べて明らかな認知障害、特に記憶障害が見られるものの、日常生活や社会生活には支障がない状態です。日常生活や社会生活に支障が出るか出ないかが、認知症と軽度認知障害を分けるポイントです。

日本では65歳以上の約5％、人数でいえば400万人以上がMCIに当たるとされています。

軽度認知障害の人たちは年間10人に1人の割合で認知症（その大半はアルツハイマー病）に進行します。ですから認知症予備軍と呼ばれるのですが、その中には認知症に進行しない人や認知機能が改善する人も一部います。

軽度認知障害の人たちを対象に、アミロイドβの蓄積を確認する検査（p.76

参照）を実施すると、３人に２人はアミロイドβが溜まっており、高い確率で認知症に進行することがわかっています。

レカネマブはＭＣＩの人も対象に治験が行われました。一部の研究ではアルツハイマー病になってしまった人よりもＭＣＩの人のほうがレカネマブの効果は高いと考えられています。

一方、ドネペジル（アリセプト®）など従来の抗認知症薬を早めに服用しても認知症への進行を止める予防効果はありません。副作用のリスクを考えれば、むしろ飲まないほうがよいとされています。

Q.11

脳にアミロイドβが溜まっているかどうかは、どのように調べるのですか？

代表的な検査法は、脳脊髄《せきずい》液検査、画像検査、血液検査です。それぞれ精度、信頼性、侵襲性（体を害する度合い）に違いがあります。以下、具体的に説明しましょう。

●脳脊髄液検査

脳脊髄液は、脳と脊髄を包む膜の間にある透明な150ミリリットルほどの液体で、脳や腰の辺りまで伸びている脊髄の周りをめぐって、栄養を運んだり、ゴミを取り除いたりしています。また脳と脊髄を外部からの衝撃から守るクッションのような役割も担っています。単に髄液とも呼ばれます。

脳脊髄液には、脳で起きている現象がある程度反映されます。そこでアルツハイマー病などの認知症患者の脳で何が起きているのかを探るため、脳脊髄液を採取し

■脳脊髄液検査

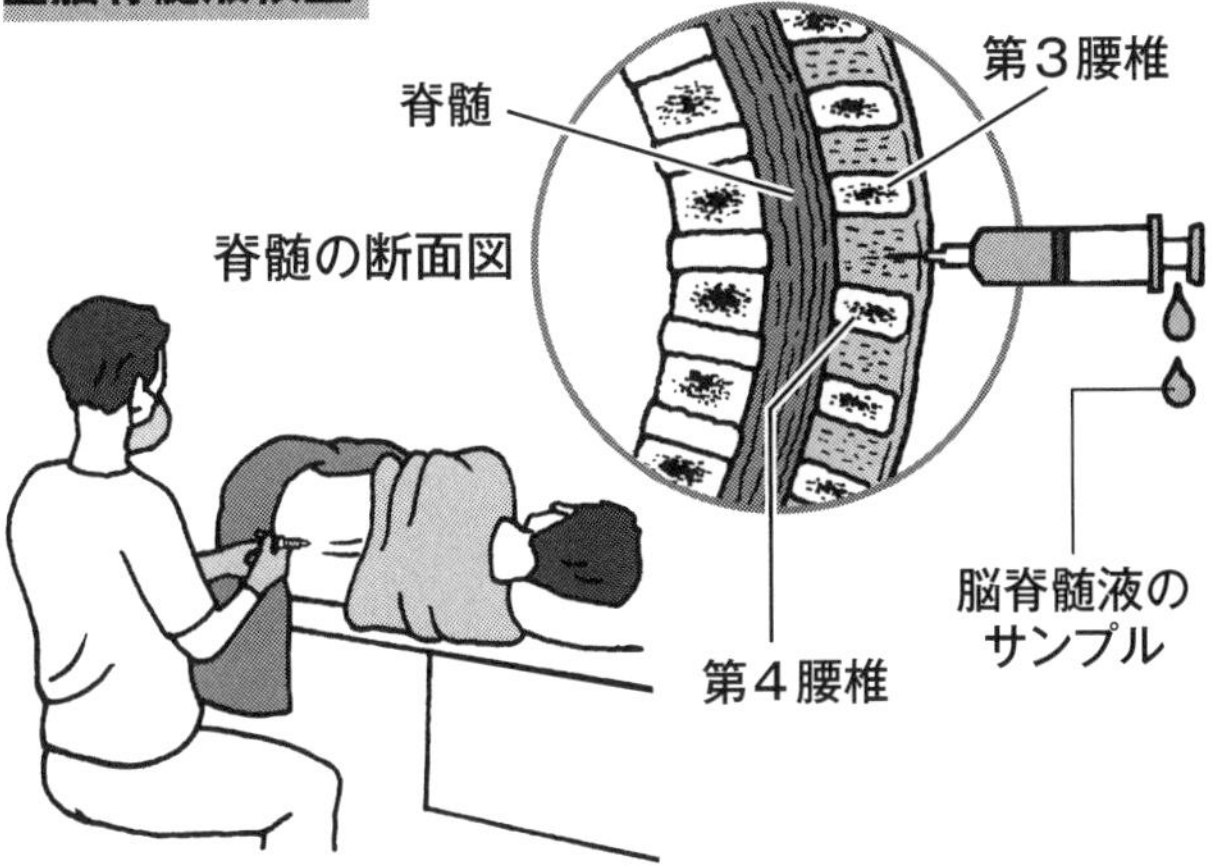

て、そこに含まれている物質を分析するのが脳脊髄液検査です。

他の検査法にも共通しますが、アルツハイマー病の検査で測定する対象は主にアミロイドβとタウです。脳脊髄液検査の場合、アミロイドβ（特にアミノ酸の数が42個のアミロイドβ42）の量がどれくらい少ないかに注目します。というのも、アミロイドβが脳に塊として蓄積するのを反映して、脳脊髄液中のアミロイドβ濃度はかえって低下することが知られているからです。一方、アルツハイマー病など認知症の一部の脳では神経細胞からタウが放出され、脳脊髄液中のタウの濃度が上昇することが知られています。

脳脊髄液は、アミロイドβ42とタウの測定値に正常と異常を分ける値（カットオフ値）を設定することで、アルツハイマー病の診断に有用であることが示されています。しかし感度（病気にかかっている人を検査したときに陽性が出る割合）、特異度（病気でない人を検査したときに陰性が出る割合）ともに85％前後といわれ、以下で述べる他の検査法に比べて決して高いとはいえません。

もう一つの問題点は、「腰椎穿刺《ようついせんし》」と呼ばれる、脳脊髄液を採取する方法にあります。腰椎に穿刺する、つまり針を刺すので侵襲性の高い検査ですが、臨床現場では、脳や脊髄の感染や炎症などを調べるために、昔からよく腰椎穿刺が行われてきました。具体的に説明しましょう。

腰椎穿刺にかかる時間は通常30分程度で、ベッドサイドで行われます。まず腰の皮膚を中心に消毒します。次いで局所麻酔をした上で、第3～4腰椎の間に注射針を、あるいは第4～5腰椎の間に穿刺針（採血に使用する程度の太さの針）を入れて、脳脊髄液を10ミリリットル程度採取します。

腰椎穿刺が終わった後、約10人に1人程度の割合で頭痛が起こります。体を起こしたときに悪化する頭痛が特徴です。ひどい人は吐いたり、数日食欲がなくなったりしますが、生命に関わることはなく、安静を保ってベッドや布団で横になっていれば1〜2日以内に頭痛は治まります。また針を刺した部位の痛みが続くこともありますが、数日以内に自然に治ります。

極めてまれですが、血腫（出血して組織内に漏れ出た血の塊）による神経圧迫、神経根（脊髄から枝分かれして伸びる神経の束）の障害による下肢の麻痺、穿刺部位からの感染による髄膜炎などの有害事象が生じることもあります。その場合は入院して抗生剤の投与が必要となります。

なお脳脊髄液検査を受ける場合、血液をサラサラにする薬（抗血小板薬）を内服されている方は注意が必要です。薬ごとに定められた日数の休薬が必要な場合もあれば、休薬できない場合もあるので、事前に医師に相談してください。

高齢の方で背骨にゆがみが出ている場合やふくよかな人の場合、針がうまく入らず、脳脊髄液が採れないことがしばしばあります。この検査には、医師の熟練した技術が必要です。

●アミロイドPET

アルツハイマー病の診断のために開発された、脳に蓄積したアミロイドβ自体を映し出す脳画像検査がアミロイドPETです。アミロイドβに結合する放射性物質を注射してPETを撮像し、アミロイドβを検出します。

生前にこの検査を受けた後、亡くなった人の脳を調べたところ（つまり診断の答え合わせをしたところ）、アミロイドβの感度、特異度ともに95％で検出できたとする報告があり、高い精度があります。アミロイドPETによる放射線の被曝量は8・1ミリシーベルトで、胸部CTの半分程度です。成人で問題となる量ではありません。臨床研究や治験によりすでに安全性は確立しています。

検査には約2時間を要します。食事の制限はありません。アミロイドβに結合する放射性物質を注射し、約1〜1・5時間ほど安静を保った後、PET装置（もしくはCTと組み合わせたPET・CT装置）で撮像します。肉体的負担がほとんどない非侵

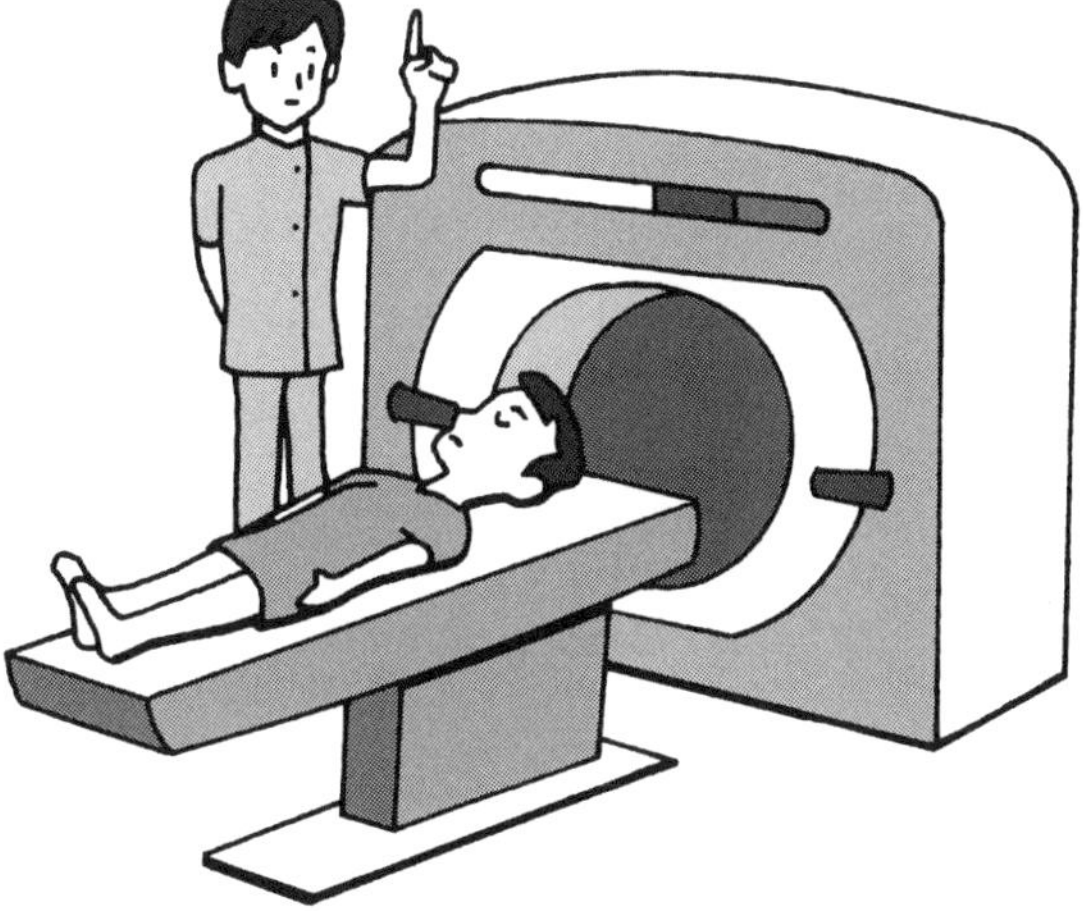

襲的な検査です。
2023年末、アミロイドPETはMCIや認知症が疑われる人に対して、レカネマブ投与の可否を判断する目的に限り、保険適用となりました。自己負担額は2〜7万円です。ただし、アミロイドPET装置のある施設が限られているため、この検査を受けることが困難な地域もあります。
プレクリニカルアルツハイマー病の診断によく利用される検査ですが、残念ながらその目的では保険適用にはなりません。検査を行うには、自費診療（自己負担24万円）を受けるか、何らかの研究に参加する必要があります。

アミロイドβの蓄積は必ずしも現在認知症であることを意味しません。しかし、認知症や記憶障害が出現する15〜20年前からアミロイドPET陽性、すなわちアミロイドβが溜まり始まることや、MCIで、かつアミロイドβの蓄積がある人は将来認知症に移行する可能性が高いことが最近の研究で示されています。

アルツハイマー病の脳で、アミロイドβの蓄積がタウの蓄積より先に進むことがわかったのは、アミロイドPETのおかげでした。認知機能は正常で、健常な高齢者の2〜3割にアミロイドβの蓄積が見つかり、その後アルツハイマー病に進行する人が多くいたのです。この方々が、プレクリニカルアルツハイマー病なのです。

アルツハイマー病の発症リスクを高める遺伝子変異（p.59参照）を持っている家族性アルツハイマー病の人は約50歳で発症することが知られています。彼らを対象に検査したところ、認知機能が正常な30代からすでにアミロイドPET陽性であることもわかりました。したがって、認知障害が出る20年前からアミロイドβの蓄積がはじまっていることがわかったのです。

●タウPET

アミロイドβに続いて、脳の神経細胞内に溜まるもう一つのゴミであるタウの凝集体の、蓄積度合いを可視化するために開発された検査がタウＰＥＴです。タウに結合する放射性物質を注射してＰＥＴ装置で撮像し、タウを検出します。被曝量はやはり胸部ＣＴの半分程度で、安全性は確立しています。重篤《じゅうとく》な有害事象もほとんど報告されていません。ただし現在は研究目的でしか利用できません。

後編

●●

新薬「レカネマブ」と
その治療について知りたい！

レカネマブ（商品名レケンビ）は画期的なアルツハイマー病治療薬です。しかしながら、薬自体の特徴や現在の医療体制など、患者さんご本人やご家族に理解していただきたいこともいろいろとあります。「Q＆A」の後編では、レカネマブによる治療に関して寄せられる質問を集めました。

Q.1 今すぐレカネマブの治療を受けることはできますか？

レカネマブの投与を希望しても、すぐに投与がはじまるとは限りません。投与の前にいくつかの検査を受ける必要があります。

どんな薬についても、どの疾患のどの患者さんに使えば医学的に効果があるのか、あらかじめ使用の対象が決まっています。これを「適応」といいます（混同されやすい言葉に「適用」があります。こちらは主に健康保険の対象となる薬や治療法について保険適用されるなどと使います）。したがってレカネマブの投与を受けるには、まず患者さんがその適応条件を満たすかどうかを調べなければならないのです。

最初に受けていただくのは「簡易認知機能評価尺度（Mini-Mental State Examination：MMSE）」と「認知症重症度評価尺度（Clinical Dementia Rating：CDR）」という2種類の認知機能検査です。

MMSEは、自分が今どこにいるかという見当識や、物品名の記憶力、計算力、読解力などを問う30点満点の検査で、23点以下を認知症疑い、27点以下をMCI疑いと評価します。

MMSEが患者さんご本人に質問しながら実施するのに対して、CDRはご本人への質問のほか、ご家族など身近な人からの情報に基づいて、医師が記憶力、見当識、判断力などを5段階で評価します（検査の際には同居者、介護者から状況を確認する必要があるため、一緒に来院していただきます）。0が健康、0・5が認知症の疑い、1が軽度認知症、2が中等度認知症、3が重度認知症に分類されます。

レカネマブの適応となるのは、MMSEが22点以上、CDRが0・5または1、つまり、軽度認知障害か軽度の認知症の方です。認知障害のない正常な人や、逆に中等度以上の認知症の方はレカネマブ投与の対象から外れます。

レカネマブの治験では、中等度以上のアルツハイマー病の人は研究対象に含まれませんでした。したがって、中等度以上のアルツハイマー病への効果は不明であり、現時点では治療対象となっていないのです。

認知機能検査で適応となることが確認された場合は、次に頭部MRI（磁気共鳴画像）検査となります。MRIで脳に1㎝より大きい出血の跡がある場合、5か所以上のごく少量の出血（微小出血）の跡がある場合は投与できません。レカネマブの副作用として脳出血や脳浮腫（脳の血管の周りに水が溜まること）があるからです（次項参照）。

そして最後に、アルツハイマー病の原因であるアミロイドβの蓄積があるかないかを確認するため、脳脊髄液検査またはアミロイドPET検査を受けていただきます（p.76参照）。レカネマブはアミロイドβに結合して、これを取り除く作用を持っています。したがって、アミロイドβの蓄積がないのにレカネマブを投与しても意味がありません。

脳脊髄液検査、アミロイドPET検査のどちらを受けるかについては、主治医との相談が必要です。MMSE、CDR、MRIの検査結果条件を満たし、さらにアミロイドβの蓄積が陽性であれば、レカネマブによる治療の適応となります。

なお63ページで触れたApoEの遺伝子検査は必須ではありませんが、主治医と相談の上、希望すれば採血で測定することが可能です。この点については後で説明します（p.86参照）。

Q.2

レカネマブにはどのくらいの効果がありますか？

レカネマブは、ドネペジル（商品名アリセプト®）やメマンチン（商品名メマリー®）など、従来の抗認知症薬とはまったく異なるタイプのアルツハイマー病治療薬です。アルツハイマー病では神経細胞がダメージを受けます。レカネマブは、神経細胞へのダメージを引き起こす原因そのものを取り除こうとするものです。一方、従来の抗認知症薬には、まだダメージを受けていない神経細胞の働きを強める効果はありますが、神経細胞へのダメージを止める力はありません。

レカネマブが開発された経緯を含めて、その効果については次章で詳しく解説することとして、ここではポイントを述べます。

レカネマブの治験で示されたのは、18か月（一年半）の投与で日常生活の質を評価する指標「ＣＤＲ」の低下が27％抑制されることです。これはアルツハイマー病の進行を約5か月遅らせることに相当します。

これまで、どの新薬候補もここまでの効果は示せませんでした。その点で、レカネマブは確かに画期的な薬です。ただし、日常生活の質の悪化を27％抑制する、あるいは症状の進行を約5か月遅らせる効果を、一般の方が効果として実感するのは難しいはずです。しかし18か月ではわかりにくいですが、時間が経過するほど薬の効果を実感できるようになる可能性があります。軽度認知障害から初期の認知症へ進行する期間、中等度の認知症に進行する期間、高度の認知症に進行する期間を、それぞれ2～3年遅らせるといわれています。

ご注意いただきたいのは、治験の結果として示されたのは「平均」の数字である点です。どんな薬にもいえることですが、効き目には必ず個人差があります。私も治験や日々の診療で、多くの患者さんに対してレカネマブを用いた治療をしていますが、驚くほどよく効く患者さんもいれば、残念ながら平均に満たない効果しか見られない患者さんもいます。レカネマブが特に効きやすい人、あまり効かない人を分類する手法の開発も今後の課題です。

Q.3 レカネマブにはどのような副作用がありますか？

レカネマブの副作用の中で重篤なのは脳浮腫と脳出血です。いずれも症状が出るとすれば、頭痛、錯乱、ふらつき、視覚障害、めまい、吐き気、歩行困難、異常言動などです。

通常は症状を引き起こさないものの、頭部ＭＲＩで見つかる異常をアミロイド関連画像異常（Amyroid Related Imaging Abnormalities：ＡＲＩＡ）といいます。血管に付着しているアミロイドβが、レカネマブのような抗体の作用により引き剝《は》がされる際に血管が傷むことで生じます。治験によればＡＲＩＡ‐Ｅと呼ばれる脳浮腫（脳のむくみ）は、レカネマブを投与された人の13％に表れます。ほとんどの患者さんに症状はありません。症状を伴う脳浮腫は２・８％の人に表れますが、その場合は投与を中断します。再度ＭＲＩ検査を行い、症状が改善すれば投与を再開します。

ＡＲＩＡ‐Ｈと呼ばれる脳出血はレカネマブを投与した17％の人に表れました。

多いと思われるかもしれませんが、注意していただきたいのは偽薬（プラセボ。有効成分を含まない薬）でも９％発生している点です。実はアルツハイマー病の患者さんはもともと脳出血を起こしやすいのです。

ＡＲＩＡ‐Ｈが表れたケースのほとんどは血がにじんだ程度の小さな出血で、患者さんは無症状でした。０・７％は症状のある出血で、この場合、症状が治まるまで休薬します。

これらの副作用のほとんどは投与をはじめてから14週以内に起きます。その間、注意深く患者さんの状態を観察し、２回はＭＲＩ検査を行って異常がないか観察します。

なお治験では、レカネマブの副作用との関連が強く疑われて脳出血で命を落とされた方が少なくとも３人報告されています（被験者数は約１６００人）。いずれも緊急性のある脳梗塞《こうそく》、心疾患により血液を固まらせにくくする薬、もしくは血の塊を溶かす薬を投与された方でした。

59ページでアルツハイマー病の遺伝的リスクについて述べました。

アルツハイマー病を発症するリスクを高める遺伝子は、レカネマブの副作用を考える上で重要な意味を持ちます。というのも、ＡｐｏＥ遺伝子について父母から受け継いだ2対がともに4型、つまりＡｐｏＥ4を持つ人は副作用が3〜6倍起きやすいことがわかってきたからです。レカネマブの治験中に脳出血でお亡くなりになった3人のうち2人の方はＡｐｏＥ遺伝子の両方が4型でした。

レカネマブの投与をはじめるにあたって遺伝子検査を希望される場合は、ＡｐｏＥ遺伝子の型を調べて、両方が4型の場合はそのリスクを十分に説明して、同意を得た上で治療をはじめます。

ただしこの遺伝子検査には倫理的な問題があります。

ＡｐｏＥ遺伝子4型の片方を持つ人の子どもは50％の確率で4型を引き継ぎ、両方の4型を持つ人であればその子どもは100％の確率で4型を1つ引き継いでしまいます。患者さんご本人の副作用のリスクを知るための検査ですが、検査の結果次第で、その子どもは自分がアルツハイマー病を発症するリスクが高いことを知ってしまう可能性があるのです。したがって、遺伝子検査を受けることは、患者さん

ご本人の問題だけでなく、その子どもへの影響が生じることも考える必要がありま
す。

全体の副作用を計算すると、レカネマブ投与によって症状を伴う副作用が発生するリスクは約３％です。つまり、レカネマブは絶対に安全な薬とはいえません。しかし適切に使えば、決して危険性の高い薬でもありません。

Q.4 レカネマブの治療はどのようなペースで進みますか？

レカネマブによる治療が適応となった患者さんには、2週間に1回、点滴により1時間かけて静脈に薬剤を注入します。これを18か月くり返します。

投与に際して、4人に1人の割合で発熱、寒気などの感冒（風邪）様症状が表れます。ほとんどは軽症で、点滴が終了してから数時間経って表れることが多いようです。もし症状が辛ければ、アセトアミノフェンなどの解熱剤を内服していただきます。症状も対処法も新型コロナワクチンの副反応のものに似ています。レカネマブによる感冒様症状が出る7割の人は初回の投与後だけで、その後は起きません。

5回目、7回目、14回目の投与前にはMRI検査を受けていただき、ARIA-EおよびARIA-Hがないかどうか確認します。もし重篤なARIAが発見されれば投薬を中止します。副作用の症状として知られているのはめまい、頭痛、ふらつき、視覚障害、吐き気、異常言動などで、もしそれまでなかったようなこの種の症状が出た場合にはすぐに受診してください。

投与から18か月経った後は、認知症の進行度合いを評価し、レカネマブの投与を継続するかどうか検討します。実はレカネマブの効果がどれくらい続くかについてはまだ結論が出ていません。ただしアルツハイマー病の患者さんの場合、アミロイドβが蓄積しやすい体質は変わらないので、レカネマブの投与をやめてしばらく経つと再びアミロイドβが蓄積し始めるだろうと考えられます。

いずれにしても２週間に１回病院に行って１時間点滴注射を受けるのは、患者さんや家族にとって負担が大きいはずです。現在、点滴注射より簡便な皮下注射用のレカネマブの開発が進んでいます。もし点滴と同じくらいの効果があることが示されれば、自宅で１週間に１回、患者さんかご家族による注射でレカネマブの投与が可能になります。２週間に１回病院を受診する必要がなくなるので、患者さんとご家族の負担は大いに軽減されるでしょう。

Q.5 レカネマブの治療にはいくらかかりますか？

レカネマブ1瓶（500ミリグラム）の薬価（薬の公定価格）は11万4443円です。厚生労働大臣の諮問《しもん》機関である中央社会保険医療協議会が2023年12月13日に決めました。

体重1キログラム当たり10ミリグラムを1回の投与で使います。したがって体重50キログラムの人の場合、1回の投与で500ミリグラム。これを2週間に1回点滴で投与するので、1人当たり1年に約300万円の治療費がかかる計算です（投与の期間は原則的に1年半）。

レカネマブは公的医療保険の適用対象なので、患者さんの自己負担額は医療費の1～3割です。自己負担割合は年齢や収入によって異なりますが、3割の人なら1年に約90万円、2割の人なら60万円、1割の人なら30万円です。

医療費の負担額が1か月（月のはじめから終わりまで）で一定額を超えた場合にその超

過分が支給される「高額療養費制度」もあります。こちらも年齢や収入によって自己負担限度額が異なりますが、後で払い戻されるので、しっかり確認しましょう。

レカネマブは他の抗認知症薬と比べて安くはありませんが、その費用対効果はどのくらいあるのでしょうか。治験で得られたデータや疫学《えき》データなどを用いて割り出したレカネマブの価値を検討した論文を紹介しましょう。

認知症が進行すると、患者さんにさまざまなコストがかかります。病院への通院、入院、介護・在宅医療サービスを受けるなどの直接的な経済的コストだけではありません。働き盛りの介護離職が社会問題になっていますが、家族の経済的、精神的なコストもあります。

論文によれば、レカネマブの治療を受けることにより、健康な生活が0・91年延長するといいます。そして、日本人の場合、この0・91年（約1年間）は193万円～467万円の社会的価値に相当すると試算しています。

ここでレカネマブの薬価を思い出してください。体重50キログラムの人で年間約300万円でした。先の論文が見積もったレカネマブの社会的価値に収まります。

したがって、この論文からはレカネマブの薬価は妥当《だとう》なものだと考えられています。一方、最近のアメリカの研究では、厳格に計算し、レカネマブは年間78万円未満で費用対効果に見合うとしています。費用対効果の解釈にはさまざまな角度からの、さらなる研究が必要です。

Q.6 レカネマブの治療にはどれくらいの期間が必要ですか？

レカネマブの治療をいつまで続ける必要があるのか、現状では結論が出ておらず、議論の最中です。

治験により示されたのは、2週間に1回の投与を18か月間続けることで、臨床症状（日常生活）の悪化を偽薬と比べて27％抑制したという結果です。この結果に基づいて当局の承認が得られました。18か月より長期間での有効性や安全性についてはまだわかっていません。

レカネマブの成分は、投与してから約1週間で血液中から半分がなくなってしまいます。したがって半年もすればほとんどなくなります。

レカネマブにはアミロイドβが溜まりやすい患者さんの体質まで改善する効果はないので、投与を中断すればまたアミロイドβが溜まってくるものと考えられています。この薬を生涯投与し続けなければならないのか、ある程度の期間治療を中断して、アミロイドβが溜まってきたら治療を再開すればいいのか、わかっていません。

またレカネマブは、アミロイドβが溜まっていないアルツハイマー病以外の認知症には効果がありません。しかし、レビー小体型認知症や脳血管性認知症の患者さんでも、アミロイドβが溜まっている、つまりアルツハイマー病を併発している人がかなりいます。特にレビー小体型認知症では、8割の患者さんがアルツハイマー病を併発していると報告されています。その方々にもレカネマブが有効なのかについては今後の研究が必要です。

第2章　新治療薬「レカネマブ」とは何か

初期の抗認知症薬

レカネマブは従来のアルツハイマー病に対する薬とはまったく異なるタイプのものです。そこでまずレカネマブ登場以前の抗認知症薬について説明しましょう。

これまでに認可されている薬はドネペジル（商品名アリセプト®、アリドネ®パッチ）、ガランタミン（商品名レミニール®）、リバスチグミン（商品名イクセロン®、リバスタッチ®）、メマンチン（商品名メマリー®）の４種類です。最初の３つはコリンエステラーゼ阻害薬、最後の１つはＮＭＤＡ受容体阻害薬に分類されます。世界的にもアルツハイマー病に対する基本的な薬はこの４種類ですが、日本ではこれら以外に漢方薬の抑肝《ヨクカン》散《サン》もよく使われています。

さて、コリンエステラーゼ阻害薬が生まれるヒントを与えたのはパーキンソン病の治療薬でした。

脳の神経細胞は、複雑な回路を形づくっています。私たちが手足を動かしたり、物事を考えたりできるのは、その回路のおかげです。

■神経変性疾患の最初の治療ターゲット
—トランスミッターの研究—

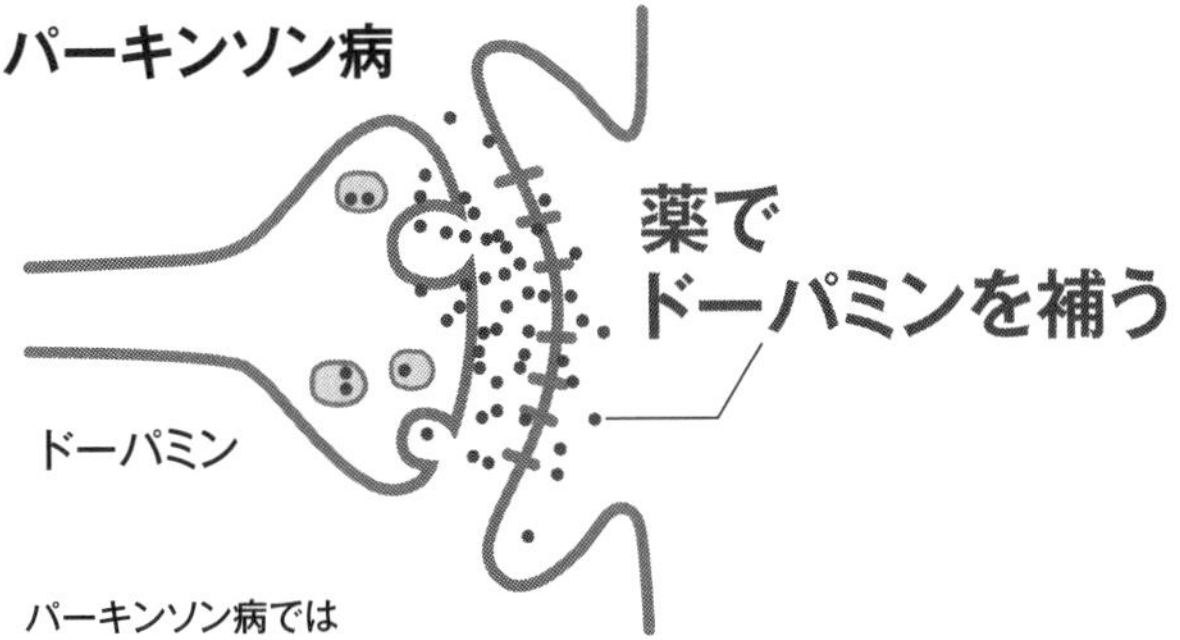

パーキンソン病では
黒質ドーパミン神経細胞が変性、死滅
ドーパミンが脳の線条体で不足

神経細胞は長く伸びた軸索《じくさく》と呼ばれる部分に電気信号を送って情報を伝えるのですが、隣の神経細胞にそのまま電気信号を伝えることはできません。その代わり、神経伝達物質と呼ばれる化学物質を、神経細胞のつなぎ目のシナプスから放出します。神経伝達物質を受けとった神経細胞は電気信号に変えてさらに情報を伝えます。

神経細胞といってもさまざまで、その種類によって使われる神経伝達物質が違います。パーキンソン病に関係が深いのは、運動のコントロールで重要な役割を担っている中脳という部位にある黒質ドーパミン神経細胞です。この細胞はその名の通り、ドーパミンを神経伝達物質として利用しています。

パーキンソン病では黒質ドーパミン神経細胞が死滅した結果として、体の動きが滞ってしまいます。それならドーパミンを補えばいいのではないかという発想で生まれたのがドーパミン補充療法です。

ドーパミン薬は劇的な効果を示しました。この薬によって今ではパーキンソン病の患者さんの多くが天寿を全《まっと》うできるようになったのです。脳でのドーパミンの働きを解明し、この薬を開発したスウェーデンの薬理学者アルビド・カールソン博士は2000年にノーベル賞を受賞しました。

パーキンソン病に対するドーパミン補充療法の成功を受け、アルツハイマー病についても減っている神経伝達物質があるのではないかと考えられるようになります。

その後アルツハイマー病の脳では、アセチルコリンと呼ばれる神経伝達物質が著しく減少していることが明らかになります。アセチルコリンの大部分は脳の底面にあるマイネルト（基底）核と呼ばれる領域の神経細胞で作られます。アルツハイマー病では早い時期からこの領域の神経細胞が死滅してしまうのです。その結果、アセチルコリンが減少します。

そこでアセチルコリン自体を補充する薬がいくつも開発されたのですが、なかなかうまくいきませんでした。そこでアセチルコリンを補充する代わりに、アセチルコリンを壊す酵素であるコリンエステラーゼの働きを抑える薬の開発が行われます。神経細胞の中でアセチルコリンがなかなか分解されないようにして脳の中のアセチルコリンを増やし、電気信号を伝わりやすくすれば認知症の症状が緩和できると考えられたのです。

この発想に基づいて開発され、世界で最初の抗認知症薬として１９９３年にアメリカで承認されたのがタクリン（商品名コグネックス®）です。ところがこの薬は副作用による肝臓障害が大きく、普及しませんでした。

それから3年後の１９９６年、新たなコリンエステラーゼ阻害薬が登場します。それがエーザイ株式会社の杉本八郎博士らが開発したドネペジルでした。同年ドネペジルは商品名アリセプトとしてまずアメリカで発売され、99年には日本でも承認、発売されます。その後、現在まで代表的な抗認知症薬として世界中で使用されています。

アリセプトを内服すると、認知機能を簡易に検査して点数化できる手法として知られるMMSE（ミニメンタルステート検査：簡易認知機能評価尺度）の結果が約2点（30点満点）向上します。また意欲が上がり、全体的に元気になる傾向が見られます。1日1回の内服、または貼り薬もあります。

研究によれば、適切にアリセプトを使用すれば、アルツハイマー病が重症化して介護施設に入所しなければならない時期を遅らせることができるとする報告や、1日の介護時間を約1時間短縮できるといった報告があります。

ただし副作用もあります。一番多いのは消化器症状です。吐き気、嘔吐、食欲不振、下痢、腹痛などが現れますが、症状がひどければ薬を止めれば治まります。また、イライラ感が高まったり、怒りっぽくなったりする場合は医師に相談しましょう。

他のコリンエステラーゼ阻害薬の効果も基本的にはドネペジルと同じですが、投与の仕方が異なります。ドネペジルが1日1回なのに対して、ガランタミン（レミニール®）は1日2回内服、リバスチグミン（イクセロン®、リバスタッチ®。両者は製造会社が異なるが、有効成分はリバスチグミンで同じ）は貼り薬で、内服薬を飲めない人に有効です。最近は、ドネペジルの張り薬（アリドネ®パッチ）も発売されています。

それではNMDA受容体阻害薬はどんな薬でしょうか。NMDA受容体は、神経伝達物質のグルタミン酸と結合することで神経細胞を活性化するタンパク質です。大脳皮質や海馬に高い密度で存在し、記憶の形成や保持などの役割を担っています。

その働きを阻害するのが、NMDA受容体阻害薬のメマンチンです。アルツハイマー病の患者さんの脳ではNMDA受容体の不適切な活性化によりノイズが生じ、認知症の症状が悪化すると考えられています。

メマンチンは、主に中等度以上のアルツハイマー病の患者さんを対象とし、神経回路を伝わる電気信号のノイズを抑える作用があると考えられています。

メマンチンには、コリンエステラーゼ阻害薬とは逆に患者さんの気分を穏やかにする作用があり、両者を併用すれば気分のバランスを整えることができます。副作用は、めまい、ふらつき、傾眠（声をかけたり、肩を叩いたりなどの刺激で意識を取り戻す程度の浅い眠りの状態）が主なものとして知られています。

一方、漢方薬の抑肝散は、いわゆる疳《かん》の虫の薬で、心を鎮める作用があります。中等度以上の認知症の周辺症状（妄想、徘徊、不眠、暴力などの精神症状や異常行動）に効果があるとされ、興奮したり、イライラが強かったりする認知症の患者さんに使用します。

しかし抑肝散は、認知症の中核症状である記憶障害、見当識障害への効果については十分な科学的根拠がありません。副作用は、浮腫（むくみ）を生じたり血圧が上がってきたりすることです。定期的に採血して電解質異常を確認する必要があります。

従来の薬は症状改善薬

コリンエステラーゼ阻害薬やＮＭＤＡ受容体阻害薬はアルツハイマー病の薬として世界中で使われています。ただし注意していただきたいのは、これらの薬のどれもが症状を和らげたり、改善させたりする症状改善薬にすぎず、アルツハイマー病を根本的に治す薬ではないということです。残念ながら、症状改善薬を内服してもアルツハイマー病自体は確実に進行します。

いわゆる風邪薬は症状改善薬の典型例です。風邪薬には発熱、頭痛、鼻水などを抑える作用はありますが、症状の根本原因である細菌やウイルスなど病原体を排除する力はありません。したがって、風邪自体を早く治す作用はありません。根本原因を取り除くには、抗生剤、抗ウイルス薬、あるいは患者さん自身の免疫（自然治癒力）に頼らなければならないのです。

アルツハイマー病に対する症状改善薬の場合、時間と認知機能検査のグラフが示すように服用することにより心理検査の点数は改善します。前述の通り、30点満点のＭＭＳＥでは一時的に約2点上昇します。しかし、進行とともにまた点数は落ちてきます。元の点数に戻るまでは平均8か月で、その後は薬を飲まない人と同じスピードで病気は進行するのです（p．106図）。見かけ上、薬を飲むことにより8か月は進行を抑制したことになりますが、病気自体の勢いを抑える効果は期待できま

■コリンエステラーゼ阻害薬の経時的効果

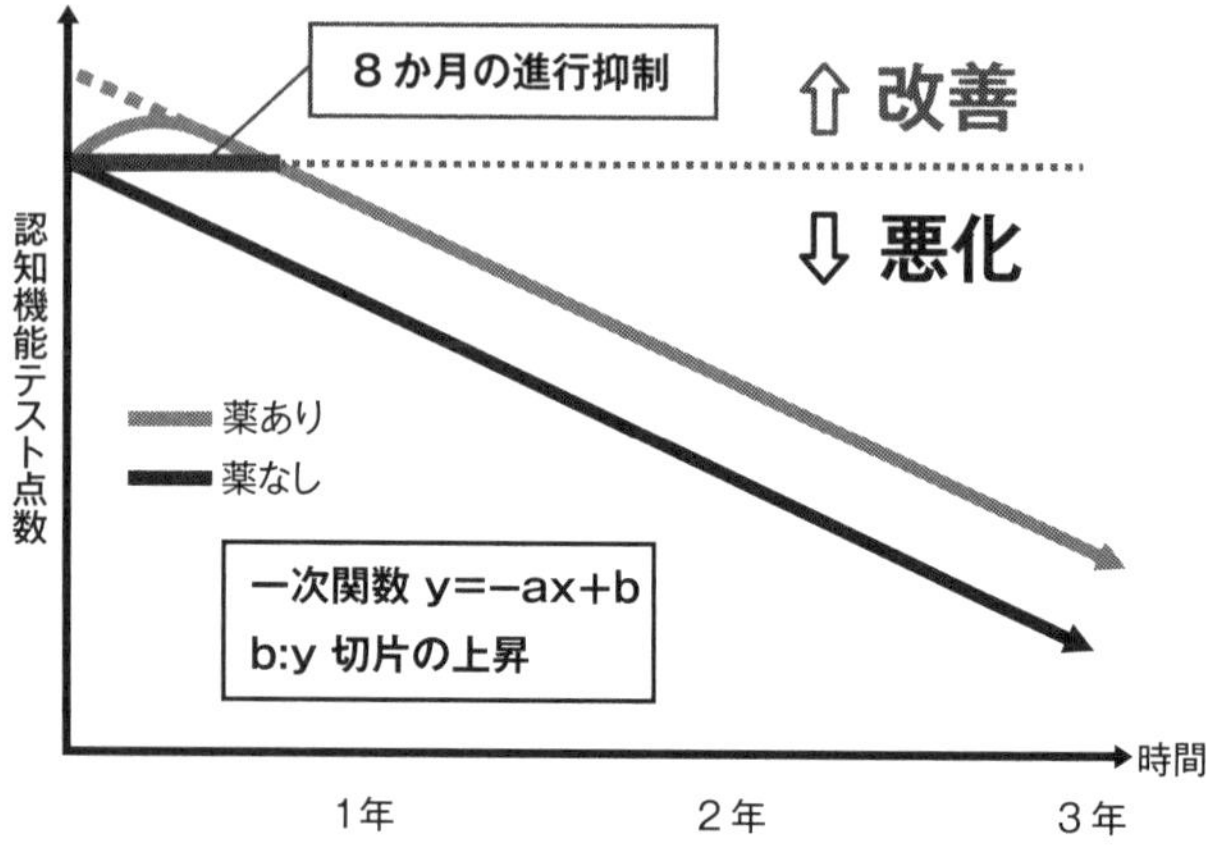

せん。

中学生のときに数学で1次関数を習われたかと思います。1次関数は直線を表す関数で、式では$y=-ax+b$と書けます。x軸を時間、y軸を症状の度合いとすると、何の処置もしなければ、xが増えるほど（時間が経つほど）、yは下がっていきます（症状が悪化します）。直線の傾きを表す－aは症状の進行の速さです。

症状改善薬を服用することは、bの上昇すなわちy切片の上昇です。直線をその傾きを変えず上にずらす（平行移動する）ことに相当します。別の言い方をすると、症状改善薬には認知機能に下駄を履《は》かせる効果があるのです。ただし、症状の進行の速さは変わらないので、下駄を履いたまま同じスピードで進行していきます。薬の服用をやめると（下駄を脱ぐと）、服用していない人と変わらない状態になります。

アルツハイマー病の症状改善薬には、高血圧や脂質異常症の薬のような病気の予防効果は期待できません。アルツハイマー病になる前、すなわち予備軍の時期から飲んでも意味はなく、副作用を避けるためむしろ飲まないほうがよいでしょう。

従来の症状改善薬により目覚ましい効果を示す患者さんは少なく、アルツハイマー病の治療はこの四半世紀、十分とはいえない実情がありました。だからこそ新たな、画期的な治療薬が求められていたのです。

治療薬開発の長い道のり

アルツハイマー病の患者数は世界的規模で増えつつあります。この状況は大きな社会問題を生み出していますが、それと同時に、製薬業界には巨大なマーケットとなる可能性を示唆しました。多くの研究者、製薬企業が、しのぎを削ってアルツハイマー病治療薬の研究開発に取り組んできたのは、この需要に応えるためです。

しかし、これまで満足できる結果は得られませんでした。アルツハイマー病の元凶がアミロイドβであるとするアミロイドカスケード仮説に従って、アミロイドβをどう取り除くのかというテーマで盛んに研究が行われたのですが、長く失敗が続きました。アミロイドカスケード仮説を懐疑的に見る研究者も多く出てきました。

創薬の成功率は一般に3万分の1といわれます。つまり、3万種の候補薬のうちたった1つしか実際に薬として世に出ることがないということです。アルツハイマー病治療薬の開発も、試行錯誤の連続でした。その死屍累々の候補薬の歴史を少し紐解《ひもと》いてみましょう。

ワクチン療法の可能性

1999年、アメリカの、エラン・ファーマシューティカルズ社のデール・シェンク博士らは、アルツハイマー病のモデルマウスにアミロイドβを投与すると、すでに蓄積していた老人斑が除去されることを発見しました。アルツハイマー病に対するワクチン療法の可能性が示されたのです。

ワクチン療法は感染症に対する予防法の一つです。あらかじめ無毒化した病原体を体内に投与すると、病原体に対する抗体（抵抗力）を獲得し、感染症に対する免疫ができるのです。コロナワクチンと新型コロナウイルスの関係も同じです。

シェンク博士らの研究成果は、アミロイドβを免疫力を高める物質とともにマウスに投与することで、マウスがアミロイドβに対する免疫を獲得し、脳の中のアミロイドβを取り除けることを示しました。アルツハイマー病の根本治療の道が拓《ひら》かれたのです。世界がこの結果に驚きました。

はじめてアミロイドβワクチンの治験を実施したのはこのエラン社でした。このワクチンはAN1792と呼ばれ、2001年にはアメリカおよびヨーロッパにおいて軽度から中等度のアルツハイマー病の対象者に治験が実施されました。しかし実薬の投与を受けた298人のうち18人、6・0％に脳脊髄炎の発症が見られたため治験は中断されました。過度の免疫反応が脳の炎症を起こしてしまったのです。まさにワクチンの副作用でした。

治験は不完全な形で幕を閉じましたが、重要な知見も得られました。治験に参加した後、亡くなられた患者さんの病理解剖を行ったところ、脳内の老人斑が確かに除去されていたのですが、認知機能障害は進行して最重度の認知症（MMSEで0点）にまで進展していたのです。ある程度進行したアルツハイマー病では、老人斑が取り除かれたとしても認知症の進行が止められないことを示唆する結果です。

この結果は、アミロイドカスケード仮説に大きな衝撃をもたらしました。アミロイドβの塊である老人斑は認知症進行に関わっていないのではないか、アミロイドカスケード仮説が間違っていたのではないかとの不安の声が上がります。

一方、アミロイドβの産生を抑える薬剤の開発も進みました。44ページで述べた通り、アミロイドβは、APPというタンパク質からβセクレターゼおよびγセクレターゼという酵素によって切り出されます。これら2つの酵素の働きを抑えればアミロイドβを減らせるだろうとの考えから、βとγセクレターゼの阻害薬の開発が進められました。もともと薬の開発では、酵素などの作用を高めるよりも抑える物質を見つけ出すほうが簡単なのです。

イーライリリー社のγセクレターゼ阻害薬セマガセスタットの治験では、髄液中のアミロイドβは確かに減少しました。ところが、日常生活能力はむしろ悪化する傾向が見られ、治験は失敗に終わりました。一方、βセクレターゼ阻害薬も、多くの製薬会社で開発され、治験が行われましたが、すべて認知機能の改善は認められず、相次いで中止されました。

いずれの候補薬も、脳脊髄液検査により脳でアミロイドβが減少していることは確認できました。それでも認知機能が改善していることは確認できなかった。結局、アミロイドβを低下させても直ちに認知機能はよくならないわけです。

一方、βとγセクレターゼという酵素は、アミロイドβの産生以外に脳の中で多くの役割を担っており、これらを阻害すると、その副作用で脳の機能に悪影響を及ぼすこともわかりました。

βとγセクレターゼをターゲットとした創薬の失敗は、アルツハイマー病治療薬の開発が一筋縄ではいかないことを研究者たちに痛感させました。それと同時に、アミロイドカスケード仮説に対する疑いもさらに広がっていきます。

抗体療法への挑戦

ワクチン療法の次に試みられたのは抗体療法です。前述の通りワクチン療法は、無毒化した病原体を投与して、患者さん自身の免疫系の働きによりその病原体と結合する抗体を作らせる方法ですが、抗体療法では抗体そのものを投与します。具体的にはアミロイドβに対する抗体です。

安全性は確認できました。しかし、治験の最終段階である第3相治験で、認知機能低下に対する十分な抑制効果は認められず失敗に終わります。

しかし、十分とはいえないまでも、わずかながら認知機能の低下を抑制している傾向は見られました。こうしてアミロイドカスケード仮説は首の皮一枚を残し、アミロイドβに対する抗体の開発がその後も続けられます。

これまでの治験からわかったのは、アミロイドβを取り除く治療は、初期の患者さんに対して行った場合に、より大きな効果が期待できるということです。逆にいえば、中等度以上に進行してしまうと、病気の進行を抑えることが困難なのです。

なぜでしょうか。それは、中等度以上に症状が進行してからアミロイドβを取り除いても、タウの蓄積や増殖を止められないからだと考えられます。アルツハイマー病の重症度に関係しているのは、アミロイドβではなくタウであることはそれ以前の研究から明らかになっていました。アミロイドβが一定以上に蓄積すると神経細胞内でタウ蓄積のスイッチが入ってしまい自己増殖が進み、その後でアミロイドβを取り除いても症状の進行は止められない。そんなメカニズムが、治験の失敗の経験から見えてきたのです。

こうしてアルツハイマー病の抗体療法はもっと早く始める必要があると考えられるようになりました。

それと同時に、認知症の治験の評価方法も変化しました。心理検査の点数（記憶テストや計算の点数）より、患者さんが実際のメリットを感じられるかどうかが重要視されるようになったのです。具体的には金銭管理、家事（掃除、買い物、洗濯など）、単独での外出など、日常生活動作（ADL：Activities of Daily Living）と呼ばれるものが、治験の主要な評価項目となりました。

しかし、日常生活動作は人種や地域によりさまざまです。世界的なレベルで、同じ尺度で効果を示すのは非常にハードルが高く、ポネツマブ（アメリカ・ファイザー社）、ガンテネルマブ、クレネズマブ（いずれもスイス・ロシュ社）など、アミロイドβに対する抗体医薬はいくつも開発されたものの、連敗が続きました。

アデュカヌマブの明暗

アミロイドβは、APPから切り出された後、オリゴマー、プロトフィブリルと呼ばれる中間段階を経て、最終的に老人斑が形成されます（p.56参照）。

このうちオリゴマーを標的する抗体としてアメリカのバイオジェンと日本のエー

ザイによって開発されたのが、２０２１年6月、世界初のアルツハイマー病の根本治療薬としてアメリカで承認されたアデュカヌマブです。アデュカヌマブは大きな期待を集める一方、有効性や安全性に対する懸念も大きく、ほとんど普及しないまま、日本、欧州でも承認が見送られ、２０２４年1月末、開発を主導したバイオジェンはアデュカヌマブの開発と販売を中止したと発表しました。その背景を少し詳しく説明したいと思います。

アデュカヌマブは、意外なことに、健康な人から発見された抗体です。スイス・チューリッヒ大学のロジャー・ニッチ、クリストフ・ホックの両博士が、高齢で健康な人の血液の中にはアルツハイマー病の治療に役立つ抗体があるはずだと予想し、健康高齢者のリンパ球から見つけ出したのです。バイオジェンが開発の権利を買い取り、その後エーザイも開発に加わります。

アデュカヌマブの有効性と安全性を確かめる最終段階の治験（第３相試験）は世界的規模で2つ並行して行われました。内容はほぼ同じです。それぞれＥＭＥＲＧＥ試験、ＥＮＧＡＧＥ試験といいます。日本の患者さんも参加されました。

治験は順調に進んでいると見られていました。アデュカヌマブは確かに、蓄積したアミロイドβを取り除いていることがアミロイドPETで確認されました。ところが2019年3月、アメリカの第三者委員会が治験の中止を勧告しました。治験の途中段階のデータを検討し、治験をこれ以上継続しても有効性を証明できる見込みがないと判断したのです。結局、この時点でアデュカヌマブの治験は中止されます。患者さん、その家族、医師たちの世界的な期待を集めていただけに、大きな失望が広がりました。

しかしここからアデュカヌマブは予想外の展開をたどります。治験ではアデュカヌマブを多めに投与した高用量群（体重1キログラムあたり10ミリグラム）と控えめに投与した低用量群（体重1キログラムあたり3〜6ミリグラム）があったのですが、このうちEMERGE試験の高用量群だけで比較すると偽薬群（治療効果のある成分を含まない薬を投与された被験者たち）に比べて、認知機能や日常生活動作など臨床症状の悪化を有意に抑制しているとの解析結果をバイオジェンが発表したのです。

ただしもう一つのENGAGE試験では、同様の有効性が示されませんでした。

その理由はＥＭＥＲＧＥ試験より1か月早くスタートしたＥＮＧＡＧＥ試験では、安全性の面から投与量を控えめにした症例（低用量群）が多かったからだと見なされました。治験を行っている間に多めに投与したほうが効果が高いことがわかり、後からはじまったＥＭＥＲＧＥ試験では多めに投与するようになったのです。それにより高用量群の割合が多かったＥＭＥＲＧＥ試験では、臨床症状の悪化を有意に抑制したことを示せたものの、ＥＮＧＡＧＥ試験ではよい結果を示せなかったと理由づけました。

２つの治験で同じ結果を示せなければ、通常、その薬が承認されることはありません。また、後から都合のいいデータだけをピックアップして解析するのは、治験のルールでは参考程度の意味しかありません。

それでもバイオジェンは、アデュカヌマブの高用量投与は有効だとして、２０２０年８月、アメリカ食品医薬品局（ＦＤＡ）に、同年12月には日本の厚生労働省に新薬の承認を申請しました。ＦＤＡで承認されれば、世界初のアルツハイマー病根本治療薬の誕生です。ＦＤＡの動向に世界の注目が集まりました。

アデュカヌマブ承認が巻き起こした物議

アデュカヌマブは承認されるべきか。一般の人々の間でも、専門家の間でも活発な議論が交わされ、見解が分かれました。非営利の消費者保護団体であるアメリカのパブリック・シチズンは、科学的根拠の乏しいアデュカヌマブをＦＤＡが承認すれば、社会へ悪影響を及ぼすと2回にわたり表明しました。

２０２０年11月、ＦＤＡの外部有識者11人で構成される諮問委員会では、ほとんどの専門家がアデュカヌマブの承認に否定的な見解を示しました。この諮問委員会は、ＦＤＡによって専門家メンバーが招集されて科学的見解を表明するために開かれるのですが、その見解がＦＤＡの決定に拘束力を持つわけではありません。しかし、当初はかなり雲行きの悪い状況でした。

そんな中ＦＤＡは、２０２1年6月にアデュカヌマブ（商品名アデュヘルム®）を迅速承認と呼ばれる仕組みを使い、条件付きで承認しました。会議では大方のＦＤＡメンバーが承認に賛成したといわれます。

なぜFDAはアデュカヌマブを承認したのでしょうか。FDAがこの承認にあたって発表したコメントの要点は以下の通りです。

- アデュカヌマブはアミロイドβ斑（老人斑）を減少させられることが示された。それにより認知機能の低下を遅らせることが期待される。アデュカヌマブのベネフィット（利益）が、治療のリスクを上回ると判断した。
- 承認申請を早めることで、より多くの研究を促し、より早く患者さんに治療法を提供することができる。追加の治験を行うと結果が出るまでにあと4年もかかってしまう。患者さんたちは待てない。
- ただし、この薬の臨床的な有用性を検証するための新たな第4相臨床試験の実施を求める。この試験で臨床効果が確認できない場合、FDAはこの薬の承認を取り消す可能性がある。

重要なのは、FDAも認知機能低下の抑制を確信しているのではなく、あくまでもその効果に期待を込めた決定だったという点です。

ＨＩＶ（ヒト免疫不全ウイルス）に感染すると、免疫機能が壊れ、健康ならかからない感染症やがんなどにかかるようになるエイズ（後天性免疫不全症候群）を引き起こします。かつて「死の病」と恐れられましたが、１９８０年代、ＦＤＡはエイズ治療研究の初期段階で効果が決して高くない薬を迅速承認し、それにより臨床研究や治験の道を大きく広げました。こうしてエイズは、その後20年間で治療可能な疾患となったのです。その成功体験がアデュカヌマブの迅速承認に大きく関与したと考えられます。

一方、ＦＤＡの迅速承認に対して批判的な意見も多く出されました。

- ２つの臨床試験のうち、１つでしか有効性を示していないのは、承認するだけの科学的根拠に乏しい。
- 製薬会社は、１人当たりの年間治療費は年５万６千ドル（約６１０万円：２０２４年６月現在）と考えている。が、それに見合うだけの効果があるとは思えない。

しかも、どれくらいの期間治療を続けなくてはならないかまだわかっていない。医療経済的に破たんする可能性がある。権威のあるアルツハイマー病協会は、２０２１年６月12日付の声明で、バイオジェン社に対し、この価格を変更するよう求めた。

- アデュカヌマブの投与を優先して、より効果的な薬剤の他の臨床試験への参加を取りやめる患者さんが増える可能性がある。
- アルツハイマー病を確定診断する検査が確立していない。アミロイドβを検出するＰＥＴ検査は高額（当時の日本では30万円ほど）。侵襲性の高い腰椎穿刺を行うのか？　ＦＤＡの指針ではアデュカヌマブの使用に際し、アミロイドβの蓄積を確認する必要性は記載されず、不適切な認知症（アミロイドβの蓄積がない認知症）の人にも投与されてしまうことが懸念される。
- ＦＤＡの指針では禁忌《きんき》事項が記載されなかった。脳微小出血がたくさんある患者などリスクのある人を除外する必要があるのではないか？

このような状況の中、ＦＤＡの承認を不服として3人の著名な教授がＦＤＡ諮問委員会の委員を辞任しました。その中の一人、ハーバード大学のアーロン・ケッセルハイム教授は、今回の承認が出る3か月前、アメリカの権威ある医学誌に、アデュカヌマブの承認を批判する論文を発表して大きな話題となっていました。このように、アデュカヌマブの承認をめぐっては、患者、家族、介護者、そして研究者から歓迎の声が上がる一方、専門家や業界関係者の間では大きな物議を醸《かも》しました。

有効性に対する不信感を拭えず商業化も難しい状況が続き、また、レカネマブの登場により、２０２４年1月末、ついにバイオジェンはアデュカヌマブの開発と販売の中止を発表しました。

レカネマブの登場

アデュカヌマブに遅れて、開発が進められてきたのがレカネマブです。レカネマブの標的はオリゴマーの次の段階であるプロトフィブリルです。プロトフィブリルは線維状の物質で、神経細胞に対する毒性はオリゴマーよりも高いと考えられています。そこに作用して、取り除くことを狙って作られた抗体なので、生物学的には合理的です。

レカネマブの治験は世界各所から約１８００名の患者さんを募って行われ、２０２２年にその結果が発表されました。

この薬の有効性を示す主要評価項目として設定されたのは金銭管理、家事（掃除、買い物、洗濯など）、単独での外出といった日常生活動作が低下するかどうかでした。具体的には「認知症重度評価尺度（Clinical Dementia Rating：ＣＤＲ）」と呼ばれる評価法が採用されました。ＣＤＲの合計点では正常が0点、最重症が18点です。

レカネマブを18か月投与すると偽薬と比べて０・45点の低下の抑制が認められました。これは、認知障害の進行を約5か月遅らせたことに相当します。主要評価項目を見事にクリアしていたのです。その他の認知機能検査もすべて進行の抑制が確認できました。脳の中のアミロイドβの蓄積についても、ＰＥＴ検査で平均60％減少していました。

アデュカヌマブと違い、レカネマブの治験結果は非の打ちどころのない結果です。レカネマブは、アルツハイマー病の進行を抑制できたはじめての薬となりました。従来の認知症の症状改善薬は、認知機能低下に関して下駄を履かせる程度の作用（y切片の上昇）しかありませんでした。一方、レカネマブが画期的なのは認知機能低下のスピードを遅らせる作用（直線の傾きを変えて下がり具合を緩やかにする作用）を持っている点です。

レカネマブに対して慎重な意見もあります。CDRで1点以上の変化があってはじめて、周囲の人が臨床的な効果を実感できるといわれています。18か月の投与で、0・45点の差では、患者さんや家族が薬の効果を実感できないのです。

とはいえ認知機能低下のスピードを遅らせる作用はあるので、長期的に見れば効果は大きくなります。計算上、軽度認知障害→初期→中期認知症の各段階で約2年遅らせると見積もられています。したがって、後の人生が長い若い方のほうが治療から受けるベネフィットは大きいことになります。ただし、これはあくまでも計算上の話で、今後の検証が必要です。

また前述の通り、レカネマブの治験では、中等度以上のアルツハイマー病の患者さんは研究対象に含まれませんでした。したがって中等度以上のアルツハイマー病への効果は不明であり、本書執筆時点では治療対象ではありません。

レカネマブに続く治療薬候補

レカネマブ以外にも、アミロイドβに働きかけて取り除く作用を持つ薬が開発されています。アメリカの製薬大手、イーライリリー社によるドナネマブはその一つです。レカネマブがプロトフィブリルという段階のアミロイドβを標的としているのに対して、ドナネマブは老人斑（アミロイドβの塊）そのものを標的としています。

投与の間隔はレカネマブでは２週に１回であるのに対して、ドナネマブでは４週間に１回です。

２０２３年７月に、１７３６人分のデータに基づくドナネマブの治験の解析結果が発表されました。それによると、金銭管理、運転、趣味活動、時事問題に関する会話など日常生活動作に関する評価（iADRS）や認知症の重症度の評価（CDR-SB）について、18か月間の投与によりそれぞれ22％、29％の抑制効果が認められました。レカネマブと単純に比較できませんが、同等の結果と見てよいでしょう。

ドナネマブの治験ではタウPET検査も並行しており、興味深い分析結果も得られました。1736人の被験者をタウの蓄積が多いグループと、少ないグループに分けて比べたところ、タウの蓄積が少ないグループのほうでより高い効果が発揮されているとわかったのです。タウの蓄積が低～中等度の1182人に限れば、ドナネマブの投与によりiADRSで35％、CDR-SBで36％の抑制効果が確認できたといいます。

51ページで説明したように、アミロイドβが神経細胞の外で溜まり、それに続いてタウが神経細胞の中で溜まって神経細胞を傷つけることで、アルツハイマー病が進行すると考えられています。ドナネマブは老人斑を取り除くもので、タウに作用するわけではありません。しかしタウの蓄積がひどくなる前に、アミロイドβを取り除いたほうがアルツハイマー病の進行を食い止めやすいことを示唆しています。

さて、イーライリリー社は治験の結果に基づいて2023年7月にアメリカのFDAへ、同年9月に日本の厚生労働省へ承認申請をしました。24年3月中にFDAの判断が出る見込みだったものの延期され、現状（2024年6月現在）ではいつ承認の可否が決まるのかわかりません。しかし研究者の多くはレカネマブと同様、ドナネマブもFDAの承認を得るだろうと予想しています。それぞれの薬に特徴があるので、薬の選択肢が増えることは、医療現場では歓迎されることです。

タウに対する抗体医薬の開発も盛んです。最近注目されているのは、核酸医薬と呼ばれる新しい治療手段によりタウを減らす試みです。核酸とは、遺伝情報を担うDNAと、DNAの遺伝情報に基づいてタンパク質を合成するRNA（リボ核酸）の成分のことです。核酸医薬とは、人工的に合成して製造された核酸のことで、DNAからRNAへ、RNAからタンパク質へと遺伝情報が伝えられていく過程のどこに働きかけるか、どんな作用をするかによってさまざまな種類があります。新型コロナワクチンに応用されて有名になったmRNAワクチンも核酸医薬の一つです。

これはタンパク質の設計図となるメッセンジャーＲＮＡ（ｍＲＮＡ）を人工的に合成して体に投与し、体内で新型コロナウイルスの抗原（スパイクタンパク質）を作らせ、それと結合する抗体を免疫系に作らせることで感染を予防しようとするものです。

バイオジェンの「ＢＩＩＢ０８０（開発番号）」は、細胞内でタウのｍＲＮＡを壊し、タンパク質のタウを減らす目的で開発されている核酸医薬で、治験も進んでいます。アルツハイマー病に対して、レカネマブのようなアミロイドβをターゲットとする抗体医薬単独ではなく、タウをターゲットとする治療薬と組み合わせることで、相乗効果を生み出すと考えられます。

第3章　アルツハイマー病は予防できるか⁉

早期治療への期待とハードル

末期がんの患者さんに手術、抗がん剤治療、あるいは放射線治療を施しても劇的によくなることはまれです。同じことがアルツハイマー病についても当てはまります。というのも、中等度以上のアルツハイマー病ではタウの蓄積が進んでいるからです。

前述の通り、アミロイドβが蓄積して神経細胞の調子が悪くなるのに次いで、タウが神経細胞の内部に蓄積します。アミロイドβの蓄積が、タウの蓄積スタートの引き金となるのです（アミロイドカスケード仮説）。いざタウが蓄積し始めてからアミロイドβを取り除いても、タウの自己増殖を止められず、したがってアルツハイマー病の進行も完全には止められないと多くの研究者は考えています。末期がん患者に対する治療と同じく、中等度以上のアルツハイマー病に対する治療は乗り越えるのが難しい壁として、今後も長く研究者の前に立ちはだかるでしょう。

一方で、タウが溜まり始める前にアミロイドβの蓄積を防ぐ方向のアルツハイマー病対策には大きな可能性があります。実は、研究者の多くは、レカネマブなどの抗アミロイド抗体は、治療薬としてより予防薬としてのほうが大きな効果を発揮するのではないかと考えているのです。

健康診断や人間ドックで脂質異常症の診断を受け、スタチン系の薬を服用されている方は多くいらっしゃいます。脂質異常症とは、血中に含まれるコレステロールなど脂質の値が基準から外れた状態です。コレステロールの血中濃度が高くても症状はほとんどありません。しかしコレステロールの蓄積は動脈硬化を起こし、心筋梗塞、脳梗塞などが引き起こされるリスクを高めます。スタチン系の薬を飲んでコレステロールに対処するのは、将来、心臓や脳に大きなダメージをもたらす病気を予防するためなのです。アミロイドβとアルツハイマー病の関係は、コレステロールと心筋梗塞（または脳梗塞）の関係に似ていると考えられます。

２０２０年からプレクリニカル（前臨床期）アルツハイマー病（p.67参照）の人を対象にしたレカネマブの治験が行われています。現時点（２０２４年６月現在）ではまだ結果は出ていませんが、レカネマブのような抗アミロイド療法は、プレクリニカル

■アルツハイマー病はこうして予防できる！

＜高齢者・50〜60歳代＞

定期健康診断で「血液アミロイドβ測定」、発症を予測

［陽性の場合］

↓

アミロイドイメージング（アミロイドβを画像で検出）

［陽性の場合］（発症リスク＝蓄積あり）

↓

認知症専門外来を受診

↓

「抗アミロイドβ療法」の治療開始

↓

発症予防

の人にも大きな効果を示すと期待されています。臨床症状が正常で、しかし脳内にアミロイドβの蓄積がある人に抗アミロイドβ療法を施せば、アルツハイマー病を発症せず、すなわち認知機能を生涯維持したまま天寿を全うできるようになるかもしれません。早期発見、早期予防の考え方です。

　しかし、プレクリニカルで、臨床症状のない人を対象にした予防薬として規制当局から承認を受けるためのハードルは極めて高いのも確かです。病気の人と健康な人で、薬によりもたらされるベネフィット（効果）とリスク（副

作用）のバランスは異なります。症状がある病気の人が受け入れるのと同じリスクを、もともと健康な人が受け入れることは通常ありません。新型コロナワクチンでその副反応が注目されたのも同じ事情です。病気ではない人が投与されるワクチンや予防薬には、治療薬よりもリスクがゼロに近いこと、つまり極めて高い安全性が求められるのです。

期待される簡易な血液検査

プレクリニカルアルツハイマー病の可能性のある人を見つけるにはどうすればよいでしょうか。プレクリニカル期では無症状であるため、本人も周囲の人も、アルツハイマー病を疑って病院を受診することはほとんどないでしょう。現実には、脂質異常症、高血圧、がんなどと同じように、集団検診、人間ドック、あるいは脳ドックのスクリーニング（ふるい分け）により、特定の検査で見つけるしかありません。

アミロイドPET検査や脳脊髄液検査を行えば、脳内のアミロイドβの蓄積具合を精度よく判定できます。しかし、これらの検査をスクリーニングに用いるのは現実的ではありません。アミロイドＰＥＴ検査は費用が高く、脳脊髄液検査は侵襲性が高いからです。

健康な高齢者の２割に相当する７００万人はプレクリニカルアルツハイマー病の可能性がありますが、全員にアミロイドＰＥＴ検査や脳脊髄液検査を行うわけにはいきません。スクリーニングに用いる検査には、低コストで、低侵襲であることが求められるのです。そこで今、血液検査に期待が集まっています。

問題は精度ですが、ここ３、４年、血液に含まれるアミロイドβをバイオマーカーとして測定することで、脳内のアミロイドβの蓄積を高精度に予測できるとする研究結果が、多くの研究グループから発表されています。

前述の通り42個のアミノ酸からなるアミロイドβ42のほうが、40個のアミノ酸からなるアミロイドβ40よりも脳に溜まりやすく、毒性が高いと考えられています。血液中のアミロイドβ40に対するアミロイドβ42の比率が低ければ、その分、脳にアミロイドβ42が溜まっていると考えられます。最近の研究では簡便な検査方法で、

■アルツハイマー病の克服に向けて（筆者私見）

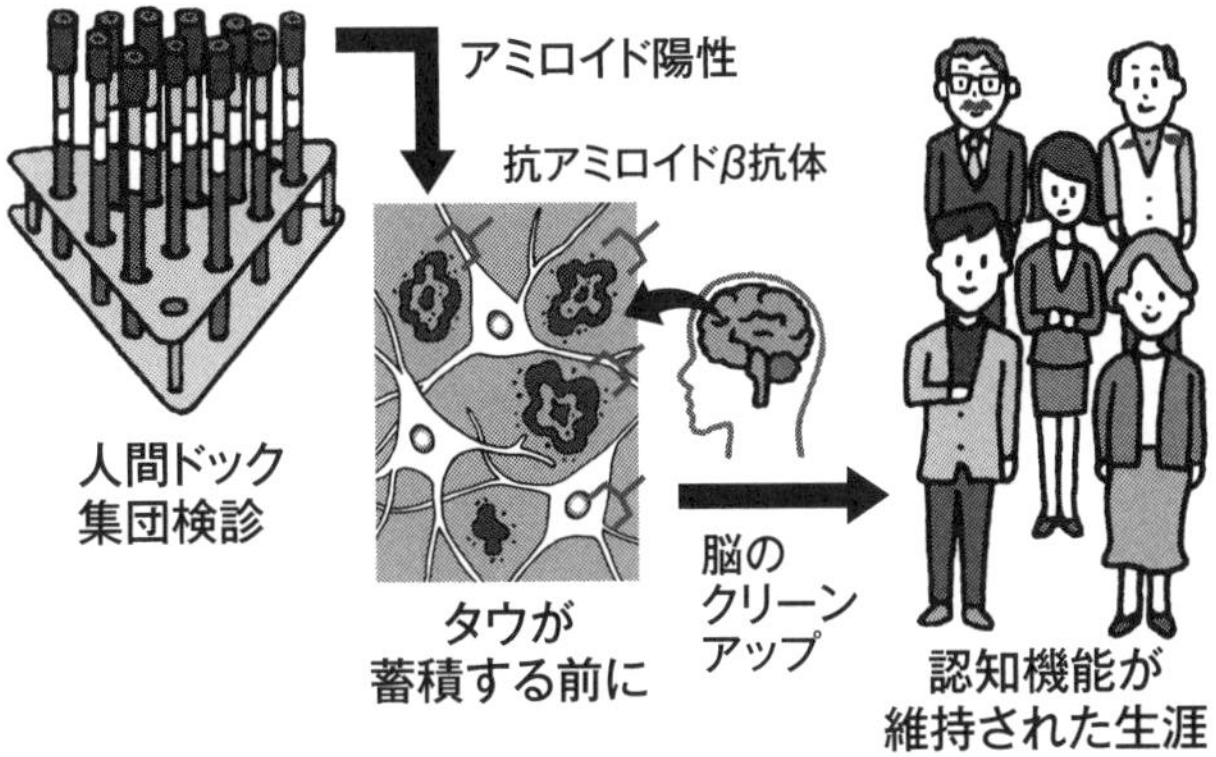

血液に含まれるアミロイドβ42とアミロイドβ40を測定し、その比率を用いると、アミロイドPET検査の陽性判定を約9割の精度で予測できると報告されています。

簡易な血液検査で、プレクリニカルアルツハイマー病の可能性のある人をスクリーニングできれば、確定診断に必要なアミロイドPET検査や脳脊髄液検査の回数を減らすことができ、経済的で、かつ対象者の負担も減ります。

将来的には人間ドックや脳ドックの血液検査を経て、アミロイドPET検査などでプレクリニカルアルツハイマー病と診断されたら、タウが蓄積して認知機能の低下が見られる前に抗アミロイド療法をはじめることで、アルツハイマー病の発症を食い止める、すなわちアルツハイマー病を予防することが可能になるでしょう。これは、健康診断で見つけ出された糖尿病や脂質異常症の人が無症状から治療を開始して、その後起こりうる心筋梗塞や脳卒中を予防するのと同じです。抗アミロイド療法により脳のゴミを早めにクリーンアップして、健全な認知機能を保ったまま天寿を全うできる高齢化社会がいずれ実現するのではないでしょうか。

また、血液検査はプレクリニカルアルツハイマー病だけでなく、軽度認知障害（MCI）や早期アルツハイマー病の診断でも重要な役割を果たすと、私は考えています。というのも、アミロイドPET検査は100％の精度ではないからです。アミロイドPET検査では専門医による視覚読影《どくえい》、つまり目で見て陽性か陰性かの判定が行われますが、判定が困難なグレーゾーンの患者さんもおられます。アミロイドPET検査は、基本的に患者さん一人につき1回しか保険適用にならないため、誤って陰性と判定されると、レカネマブ治療の機会を失う可能性があります。

私はアミロイドPET検査には、視覚読影に代わる定量的な評価方法が必要であると同時に、血液検査を併用し、治療の機会を逃す人が少しでも減るようにしたいと考えています。

アルツハイマー病など認知症の危険因子

レカネマブなど抗アミロイド療法が登場し、早期発見、早期治療によるアルツハイマー病の、治療または予防の道筋が見えてきました。

しかし高価な薬に頼らず、アルツハイマー病を予防することができるなら、それに越したことはありません。

最近の研究から、アルツハイマー病など認知症の予防につながる適切な対処法があることが明らかになってきました。実際、欧米の先進国では、ライフスタイルの変化により、ここ20年で、認知症の有病率（特定の病気にかかっている患者の比率）の減少を示すデータが出ています。つまり、認知症の予防もある程度は可能なのです。介入可能なリスクを減らすことで、認知症の40％は予防可能であると指摘する論文もあります。

これまでの研究成果から、一生の各段階で、どんな危険因子が認知症の発症に関係があるのかが明らかになっています。

子ども時代の危険因子：教育程度の低さ
中年期の危険因子：難聴、高血圧、頭部外傷、アルコール摂取過多、肥満
高齢期：喫煙、うつ病、社会的孤立、運動不足、大気汚染、糖尿病

一生の各段階で、これら危険因子を避けることが大事です。それでは、どんなライフスタイルが認知症の予防につながるのでしょうか。以下、みなさんに今すぐ取り組んでいただきたい認知症予防策をご紹介したいと思います。

認知症予防策1　生活習慣病を予防・治療する

アルツハイマー病や脳血管性認知症は喫煙、肥満、糖尿病や高血圧などから引き起こされる病気、すなわち生活習慣病との関連が強いことがわかっています。

生活習慣病は脳の血管を傷めます。脳の血管が傷めば、脳血管性認知症を発症するリスクが高まるのは言うまでもありません。アルツハイマー病も同じです。脳の血管が傷めばアミロイドβが排出されにくくなり、その結果、脳に蓄積し、アルツハイマー病の発症リスクが高まるのです。

生活習慣病の予防や治療は、確実に認知症の予防につながります。特に、中年期からの高血圧、肥満の治療は重要です。もちろん禁煙の必要は説明するまでもありません。

一方、高齢者では過度な血圧の治療は、脳の血のめぐりを悪くするため、かえって認知機能が下がってしまう恐れもありますので、主治医との十分な相談が必要です。

認知症予防策2　適度な運動

数ある認知症予防策の中で、最もはっきりした科学的根拠を持っているのが適度な運動です。体と脳は別と思われるかもしれませんが、そもそも体を動かせるのは脳が機能しているからにほかなりません。運動をして体を動かすことは、脳を刺激する最適な方法なのです。

腰や関節など、体を支え、動かす器官である運動器に疾患（腰痛、変形性関節症など）があると生活の幅が狭まります。さらに認知症を発症すると多くの場合、急激に症状が進行してしまいます。

運動が認知症予防に効果的といっても高齢者の場合、整形外科的な疾患や呼吸循環器の疾患により十分な運動ができない人もいらっしゃいます。そこで私は、厚生労働省が運営する健康情報サイト「e‐ヘルスネット」の「糖尿病を改善するための運動」（https://www.e-healthnet.mhlw.go.jp/information/exercise/s-05-005.html）を参考に、下記のような運動をおすすめしています。

運動種目：ウォーキング（早歩き）、ジョギング、水泳など全身を動かす有酸素運動。
運動頻度：できれば毎日。少なくとも週に3回以上。
運動時間：1回当たり20〜60分。

高齢者の場合は、万歩計で1日5000から9000歩を目安にしてください。きちんと栄養を取った上で、筋肉づくりなどの運動習慣を身につけ、体のメンテナンスを行ってください。

認知症予防策3　楽しい知的活動

認知症予防策として有効な楽しい知的活動とは、具体的にはゲーム（カードゲーム、チェス、将棋、麻雀、ビデオゲーム）、手芸、楽器演奏、ＳＮＳ発信などです。

読書やテレビ視聴のような受動的な楽しみより、創作活動やＳＮＳ発信のような能動的な知的活動がおすすめです。

認知症予防策４　他人との交流

社会的孤立は、認知症の発症リスクとして知られています。他者との交流は生活に豊かさをもたらすだけでなく、脳を強く刺激します。ボランティア活動やカラオケがおすすめです。人間は社会的動物といわれますが、多くの人とのつながりを持つことは認知症予防にも有効です。

認知症予防策５　頭部外傷を避ける

頭部外傷が認知症の強いリスクになることが近年の研究で示されています。頭部外傷による衝撃が、タウを放出させ、その蓄積を促進しているのではないかと考えられています。前述の通り、タウは神経細胞の中に溜まって神経細胞を傷つけ、さまざまな認知障害をもたらすとされるタンパク質です。

２０１５年、アメリカサッカー協会は、10歳以下の子どものヘディングを禁止しました。ヘディングは、頭に直接ボールを当ててパスしたりシュートしたりするプレーです。アメリカではこのほか、11～13歳の子どもは練習中のヘディング回数を制限されるなど、慎重な対応が進められています。

イギリスでは11歳以下のヘディング練習を禁じています。日本でも小学2年生以下は風船や新聞を丸めたボールを使う、3、4年生は通常より軽いボールで練習する、5年生以上は通常のサッカーボールを使う場合には、回数を制限することなどが推奨されています。

軽微な頭部外傷をくり返し受けた後、数年から数十年を経て、慢性的な抑うつ（気分が落ち込んだり、憂うつな気持ちがあったりする症状）、記憶障害、認知症、運動失調などが表れる症状を慢性外傷性脳症といい、古くはボクサー認知症としても知られています。最近ではアメリカの国技であるアメリカンフットボールでも起こりうるとして社会問題になっています。1回の衝撃の程度は軽くてもくり返されることで、将来の脳障害のリスクが上がります。頭部外傷のくり返しには注意が必要です。

認知症予防策6　難聴に対処する

難聴の人は、そうでない人の2倍近く認知症になりやすいことが疫学研究により示されています。

耳の聞こえが悪いと、人との会話が聞き取りにくくなります。そのため人と話す機会自体が減り、認知機能が低下するのではないかと考えられています。

したがって難聴には早めに対処するのがよいでしょう。難聴の高齢者に対して補聴器を使ってもらうことで、認知機能低下を抑制し、認知症の発症を抑えられる可能性を示した研究成果もあります。

認知症予防策７　うつ病に対処する

アルツハイマー病の10～20％はうつ病を併発することが知られています。抑うつがしばしば認知症の前駆症状になると考えられていましたが、最近では、発症リスクとしても捉えられるようになっています。うつ病の再発回数が多いほど、将来認知症を発症するリスクが高くなるとの報告もあります。

うつ病は治療可能な病気ですが、うつ病への適切な治療により認知症を予防できるのか、さまざまな抗うつ剤のうちどれが最も有効なのかなどは、まだ明らかにはなっていません。今後の検証が必要です。

認知症予防策８　大気汚染に注意する

大気汚染が、気管支炎、ぜんそく、肺がんなど肺疾患のリスクを高めることはよく知られていますが、最近、認知症との関連も注目されています。

直径が2・5マイクロメートル以下の微小粒子状物質PM2・5への暴露レベルとアルツハイマー病の発症リスクが相関すると、イギリスの研究で報告されているほか、アメリカ、メキシコでも同様の結果が出ています。ただしPM2・5がどのようなメカニズムでアルツハイマー病を引き起こすのかについては、まだはっきりとは解明されておらず、さらなる研究が必要です。

認知症予防策9　十分な睡眠

十分な睡眠を取ると、アルツハイマー病の元凶である脳のゴミ、アミロイドβが6％減る一方、徹夜をするとアミロイドβの蓄積が増えるとの研究結果があります。近年、こうした研究の積み重ねにより、アミロイドβは目が覚めている間に溜まり、睡眠中に排出されることがわかってきました。

認知症との関連が注目されている睡眠障害の一つに、日本人に多い睡眠時無呼吸症があります。睡眠中に1時間当たり5回以上呼吸が止まったり、浅くなったりして、ひどくなると日中に異常な眠気に襲われ、集中力も低下します。睡眠時無呼吸症を持つ人々では、認知症のリスクが高まることが報告されており、そのリスクは一般の人々に比べて約1・85倍になるとされています。睡眠時無呼吸症は、日常生活への支障や認知症にも関連しているので、早期の診断と適切な治療が必要です。

なかなか寝つけなかったり、夜中に何度も目を覚ましたりする不眠に悩んでいても、副作用の心配から睡眠薬の服用をためらわれる人がいらっしゃるかもしれません。しかし昔に比べて最近の睡眠薬は安全性が向上し、医師の指示に従って服用すれば副作用の心配はかなり減りました。また、これまでの研究では、一般的な睡眠薬を適切に使用している限り、認知症の発症リスクを高めることはないとされています。

睡眠薬の使用が、直接アルツハイマー病を引き起こすことはありません。しかし、睡眠薬の作用が朝まで残り、寝ぼけた状態が認知症のように見えることがあります。加齢に伴って代謝機能は低下するため、高齢者の睡眠薬の使用には注意が必要です。

高齢者では適切な睡眠時間は、5～6時間程度といわれます。少なすぎても多すぎても健康に悪影響を及ぼします。朝すっきり目覚められるか、日中に眠気に襲われたり、居眠りしたりすることがないか、過度に時間をかけずに入眠できるか、熟睡感があるかなどが良質な睡眠の目安です。

認知症予防策10　飲酒を控える

アルコール依存症や過度の飲酒は、認知症の発症リスクを高めることが複数の疫学調査で示されています。

一方、1日当たり15グラムのアルコール摂取は、認知機能の低下を抑制するとの報告もあります。15グラムのアルコールとは、ビールでいえば350ミリリットル、ワインでいえば150ミリリットルの含有量に相当します。

大量の飲酒はダメでも、1日当たり15グラム程度の適量なら、むしろ積極的に摂取すべきと思われるかもしれません。しかし注意が必要です。適量の飲酒の効用を示すこれらの研究は、アルコールに強い欧米人を対象にしたものがほとんどだからです。アルコールに弱い東アジア（日本、中国、韓国など）の人々に対して、同じ「適量」が当てはまるとは限りません。

最近の研究では、少量のアルコール摂取でも脳の萎縮を引き起こし、認知症の発症リスクを高めるとする報告が増えています。また、高血圧、脳出血、がんなどのリスクも、少量のアルコール摂取で高まることが報告されています。その昔、酒は百薬の長といわれていましたが、近年の医学のながれでは、飲酒は悪者となりつつあります。

認知症予防策11　認知トレーニング

脳トレとも呼ばれる認知トレーニングについては、認知症予防に有効とする研究結果もあれば、無効とするものもあり、学会で意見が分かれています。慶應義塾大学病院　メモリークリニックでは、本人が脳トレを楽しんでいるのであれば、先に触れた楽しい知的活動の一つとしておすすめします。苦痛に感じているようであれば積極的にはおすすめしません。

認知症予防策12　栄養バランスのよい食事

これだけ食べていれば、認知症を予防できるといった食べ物やサプリメントがあるなら、国家レベルで摂取を推奨すべきでしょう。しかし実際には、そんな食べ物もサプリメントもありません。

栄養補助のため、ビタミン類のサプリメントを摂取されている人も多くいらっしゃいます。ビタミン類は健康維持に重要な栄養素です。体内で十分に合成できるものではないため、食べ物から摂取することが必須ですが、ビタミン類をサプリメントとして摂取した場合、認知症を予防しうるか調べた研究のほとんどで、その効果が否定されています。

ただしビタミン類の不足には注意が必要です。特に胃の手術をされた方、極端な偏食のある方はビタミン類が不足し、認知機能が低下することがあります。血液検査でビタミン類の不足がわかった場合には補ってください。

２０１９年５月、世界保健機関（ＷＨＯ）は「認知機能低下および認知症のリスク低減策」を公表し、その中で、「地中海式の食事が、認知機能の低下と認知症のリスクを下げる方法として、正常な認知機能を持つ人、および軽度認知障害（ＭＣＩ）を持つ人に対して推奨される」と指摘しています。地中海食とは、魚、野菜、果物、オリーブオイル、ナッツをメインに、赤ワイン、乳製品などを少量加えた料理で、文字通り地中海沿岸諸国で古くから食されてきました。

地中海食が認知症予防に効果的であるのは確かだとしても、だからといって日本人が和食をやめてまで、わざわざ地中海食に切り替えるべきだとは思いません。というのも、地中海食が認知症予防に効果的であることは、肉食中心の欧米食との比較で示されたもので、和食と比較したものではないからです。

和食と地中海のどちらがいいかはともかく、魚、野菜を中心としたバランスのよい食事を心がけていれば十分でしょう。

認知症予防策13　感染症に注意する

最近、ヘルペスウイルスがアルツハイマー病の発症に関与していることを示唆する研究結果が相次いで報告されています。

ヘルペスウイルスは皮膚や粘膜に感染して、水ぶくれを引き起こします。厄介なことにこのウイルスは一度感染すると、症状が改善した後も一生涯体内から消えることなく神経細胞の中にじっと潜んで存在し続け、宿主が風邪を引いたり、疲労により体の抵抗力が低下したりすると再び増えて症状を引き起こします。

ヘルペスウイルスには複数の種類がありますが、最も有名なのは、唇やその周りに小さな水ぶくれ（口唇ヘルペス）を起こす単純ヘルペスウイルスでしょう。脳に侵入し、脳炎を起こすこともあり、治療が遅れると、記憶障害やてんかん等の後遺症を残したりもします。速やかな治療が必要です。現在では特効薬があります。

さて、ヘルペスウイルスとアルツハイマー病との関連を指摘する論文の一つは、アルツハイマー病の人の脳に単純ヘルペスウイルスが高い確率で潜んでいることを示しました。ただしこれに対して否定的な論文もあり、ヘルペスウイルスがアルツハイマー病の原因であるかについて確定的なことはいえません。いずれにせよヘルペスウイルスに対しては、適切な治療が大切です。

また、歯周病と認知症との関連を示唆する報告もあります。歯周病菌が作り出す毒素が血流を通じて脳に入り、アミロイドβの蓄積を促すと考えられています。こちらも確定的なことをいえる段階ではありませんが、歯周病に対処することが健康にいいことは明らかです。

ここまで認知症の予防策について紹介してきました。近年の研究により、アルツハイマー病の具体的な発症リスクが特定されつつあります。各種の危険因子を避けつつ、たとえ発症したとしても早期に発見し、効果的な治療薬を使えば、仕事、趣味、家族との大切な時間をあきらめることなく、天寿を全うできる道が拓けてきたのです。

付録

アルツハイマー病以外の認知症

若年性認知症（前頭側頭型認知症）

64歳以下の人が発症する認知症にはさまざまありますが、総じて若年性認知症と呼びます。働き盛りで発症するため、経済的な打撃は深刻で、子どもや配偶者など家族に長期的な介護の負担がかかることになります。

２００９年に厚生労働省が発表した調査では、若年性認知症患者数は４万人弱で、男性のほうが女性より多いと報告されています。高齢者の認知症の原因疾患の大半はアルツハイマー病ですが、若年性認知症では脳血管性認知症が最も多く、アルツハイマー病、頭部外傷後遺症、前頭側頭型認知症が続きます。ここでは前頭側頭型認知症について詳しく述べたいと思います。

脳の前頭葉、側頭葉と呼ばれる部分が萎縮するのが前頭側頭型認知症です。前頭葉、側頭葉はそれぞれ脳の一番前、側面にあります。

前頭葉は、理性的な行動をコントロールしたり、物事を計画的に進めたりする機能を司ります。また、自発性や生きる意欲を生み出す役割も持っています。一方、側

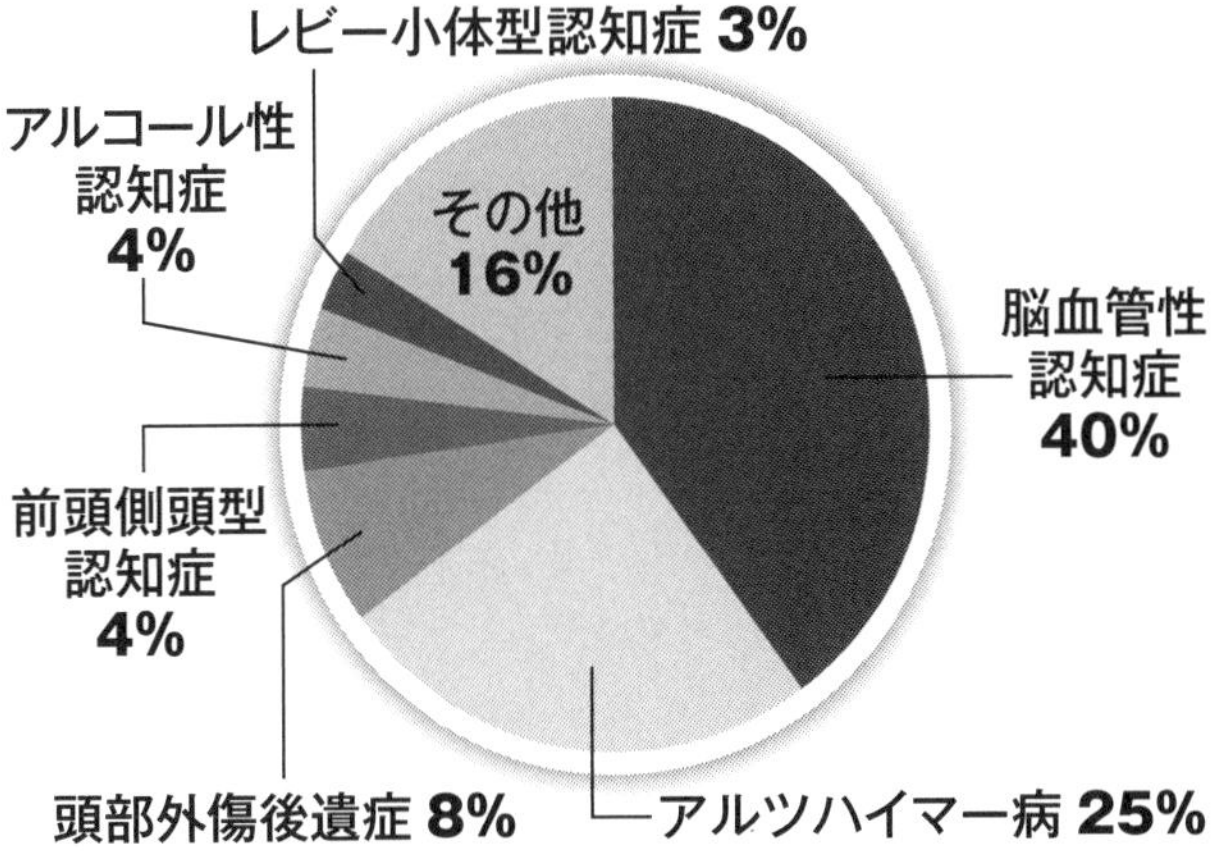

頭葉は言語との関係が深い領域です。

学術的にさまざまなタイプに分類されますが、代表的なのはピック病です。その原因はタウが脳に溜まることですが、アルツハイマー病とは異なり、アミロイドβの蓄積は見られません。

ピック病の主な症状は次の通りです。

⑴　自分勝手で、常識外れな行動…ルールを無視した自分勝手な行動をとります。大事故を引き起こす可能性があるため自動車の運転は早急にやめさせなければなりません。万引き、痴漢など反社会的な行動をとることもあり

ます。罪を犯しても本人には罪悪感がなく、反省しません。注意されると怒り出すこともあります。

（2）同じ行動をくり返す（**常同行動**）**：**毎日決まった時間にまったく同じコースをたどって散歩をする（時刻表的行動、周徊と呼ばれます）など、規則的な行動をくり返します。アルツハイマー病の患者さんに見られる徘徊では、黙って家を出た後、時間と場所の感覚があやふやになって道に迷ってしまいますが、周徊の場合は迷子になることはめったにありません。

（3）異常な食行動：同じものばかり食べたり、甘いものを大量に食べたりします。

（4）注意力の低下：一つのことに集中できず、話をしていてもじっと聞いていられず、急に立ち上がってどこかへ行ってしまうことがあります。

（5）感情障害：周囲に対して関心を向けなくなったり、自発性がなくなったり、他人に共感したり、感情移入できなくなったりなど感情の変化がなくなる一方、急に興奮したり、多幸的になったりする場合もあります。

（6）失語：言葉がなかなか出てこなくなり、会話が成立しなくなります。文字の

■ピック病と正常な脳のMRI比較

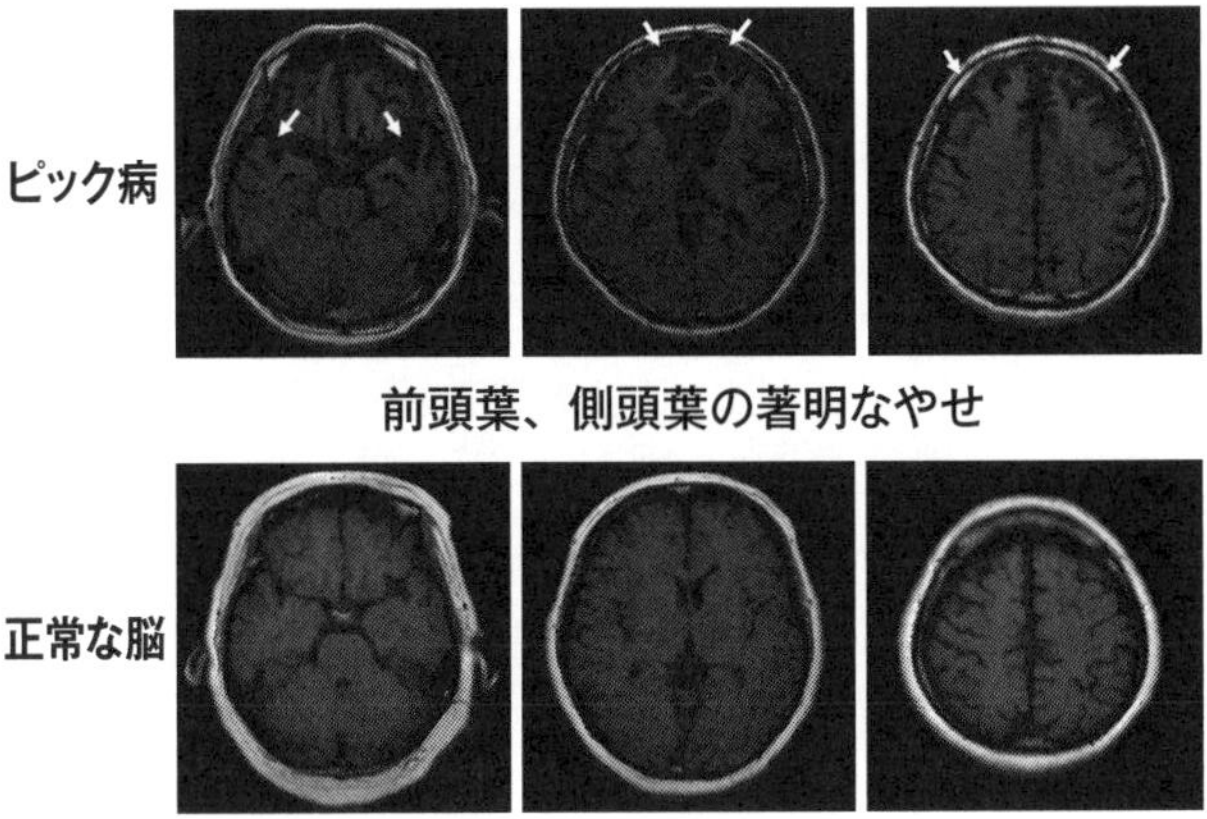

読み間違いや、言葉の意味がわからなくなり、「エンピツってなんだっけ」などの質問をくり返します。会話の内容と関係なく、同じことを言い続ける滞続言語も表れます。

現状では残念ながら前頭側頭型認知症に対する有効な薬物療法はほとんどありません。アミロイドβの蓄積は見られないので、レカネマブも効果を発揮できません。

常同行動を強引にやめさせると怒ったり暴力を振るったりすることもあるので、本人に危害が及ばず、周囲が許容できる範囲で、そのまま行動を続けさせるのがよいでしょう。困った常同行動を、生活に適した常同行動に移行させる試みもあります。

反社会的行動を注意しても効果がない場合がほとんどです。介護者だけで問題を抱え込まず、医師やケアマネージャーなどに相談してください。

介護保険サービスは通常65歳以上の方を対象にしていますが、「初老期における認知症」として特定疾病《しっぺい》に指定されている若年性認知症の方は、65歳未満でも40歳以上であればデイケア、デイサービスを利用できます。初老期における認知症として指定されているのは前頭側頭型認知症のほか、アルツハイマー病、脳血管性認知症、レビー小体型認知症などの若年性認知症です。

初診から6か月を経過すれば、精神障害者保健福祉手帳を申請でき、この手帳を持つことにより、(1)障害者枠での就職、(2)税金の控除・減免、(3)公共料金の割引、(4)障害福祉サービス、(5)障害年金、(6)通院のための医療費の自己負担の軽減、などが受けられます。

レビー小体型認知症

レビー小体型認知症は、一般には老年期に発症する病気の一つです。見えないものが見えてしまう幻視、注意力が低下する注意障害、認知機能に時間帯によるよいときと悪いときの波があるなど、症状の変動を特徴とする進行性の認知機能障害に加えて、パーキンソン病に似た症状（パーキンソニズム）が出ます。

アルツハイマー病、脳血管性認知症に次いで3番目に頻度が高く、認知症全体の約2割を占めます。1976年に小阪憲司博士（横浜市立大学名誉教授）によって世界で初めて症例が発表されたことから、日本では特に注目されている神経疾患です。

レビー小体型認知症では、タンパク質のα《アルファ》シヌクレインが脳の神経細胞の中で蓄積します。その塊をレビー小体と呼びます。レビー小体はもともとドイツの病理学者フレデリック・レビーによって、1912年にパーキンソン病患者の脳、特に中脳と呼ばれる脳幹の上部で特徴的に観察される構造物として発見されました。一方、レビー小体型認知症の場合、大脳にレビー小体の蓄積が見られます。

■パーキンソン病とレビー小体型認知症

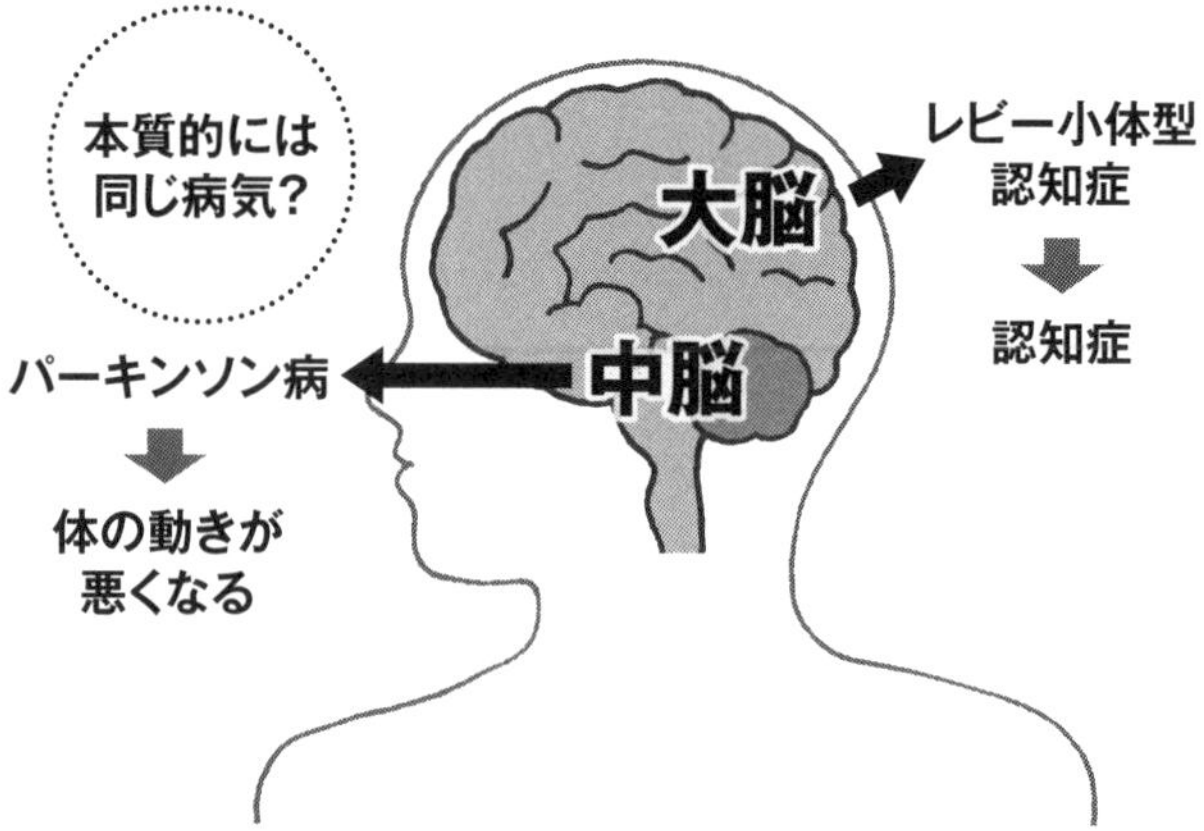

レビー小体型認知症とパーキンソン病はどちらもレビー小体が蓄積するという共通のメカニズムを持ち、症状にも重なり合う点が多いことから、親戚のような病気（近縁疾患）と考えられています。

レビー小体型認知症の患者さんでは高い確率で、アルツハイマー病の脳で見られるアミロイドβとタウも溜まっていることがわかっています。多くの場合、問診や神経心理検査だけではアルツハイマー病とレビー小体型認知症を区別するのは困難ですが、レビー小体型を見分けるポイントの一つは、先に触れたように、日や時間帯によって認知機能の上下の変動があるところです。先行して抑うつ症状を発症したり、併発したりする頻度がアルツハイマー病より高いという特徴もあります。

最大の特徴は、くり返し表れる幻視です。人物、虫などの幻視が、多くの場合、夕方など薄暗くなる時間帯に出現します。「5歳くらいの子どもが何人も家に勝手に入ってきた」「青い作業服を着た人がそこにいる」などその内容には極めてリアリティがあります。音や声は伴わない、つまり、幻聴はない場合がほとんどです。ちなみに東北地方に古くから伝わる座敷わらしの正体は、レビー小体型認知症の幻視だとも考えられています。

また、パーキンソン病と同じような症状が、初期は25～50％の患者さんに、進行すると80％の患者さんに見られます。しかし必須の症状というわけではなく、ほとんど見られない場合もあります。

レビー小体型認知症で、共通して認められることのあるパーキンソン病の症状は次の通りです。

振戦：自分の意思とは関係なく手足や顔面に起こる1秒間に4～5回程度のリズミカルなふるえで、主に安静時に起こるのが特徴です。字を書くときやビールをつぐときなどに起こるふるえとは異なります。

筋固縮：筋肉の緊張が進んで手足の力が抜けず、うまく動かせなくなる状態です。安静時に四肢や胴体の関節に他動的運動（他人の力で関節を動かすこと）を加えたときの筋の固さで診断します。

動作緩慢：動作が遅くなる症状です。特に、歩くときに前のめりになり、歩幅が小さく（小刻み歩行）、手の振りも乏しくなります。

姿勢反射障害：体のバランスが取りづらくなり、転倒しやすくなります。ふらつき感は、レビー小体型認知症では、これが頑固で治療に難渋します。

睡眠障害：不眠、睡眠時無呼吸症などさまざまな睡眠障害が表れます。特徴的なのがＲＥＭ睡眠行動異常と呼ばれる睡眠時の異常行動です。夢の内容に合わせて大声を出したり、暴れたりします。認知症やパーキンソン病症状が表れる数年前から見られることの多い症状です。

この他に嗅覚障害、便秘、排尿障害、起立性低血圧（立ち上がったり起き上がったりしたときに血圧が低下し、立ちくらみを起こす）などの症状もあります。特に、嗅覚障害は高率に見られます。

レビー小体型認知症の診断は、ここまで述べた症状を問診や神経心理検査を通して把握し、さらに次に挙げる脳画像検査により行います。いずれもアイソトープ（人体に影響が出ない程度の微量な放射線医薬品）を使った検査です。

123Ｉ-メタヨードベンジルグアニジン（ＭＩＢＧ）心筋シンチグラフィー：心臓を支配する自律神経（心臓交感神経）の機能を調べる検査です。レビー小体型認知症では通常、心臓自体に異常は起きませんが、自律神経障害があるため、ＭＩＢＧが心臓に集まってきません。この病気の9割の方にこの異常が見られます。

脳血流シンチグラフィー：脳のどの部分の血流が低下しているかを調べる検査で

す。レビー小体型認知症では後頭葉（頭の後ろ）の血流低下が見られます。一方、アルツハイマー病では後頭葉以外の大脳の広範囲で血流低下が見られます。

ドーパミントランスポーターシンチグラフィー：脳の中のドーパミンの様子を見る検査です。パーキンソン病と同じように、レビー小体型認知症の方はドーパミンが減少しています。

これらは頭部CTやMRI画像などの通常の脳画像検査では見つけにくい特徴的な異常を見つけることができ、アルツハイマー病との区別に威力を発揮します。

残念ながら、レビー小体型認知症を完全に治せる、あるいは確実に進行を止める治療法も薬もありません。

ただしアルツハイマー病に対する抗認知症薬が、この病気の認知障害にも効果があります。通常はドネペジル（アリセプト®）を使います。前述の通り、アルツハイマー病との区別が難しい病気ですが、使用する薬は基本的に同じなので、診断結果に神経質になる必要はありません。

これまでの研究では、レビー小体型認知症の約8割は、アルツハイマー病を併発している、つまり、アミロイドβが脳に溜まっているとされています。したがってレカネマブが効果を発揮する可能性はあります。しかしこの点に関する研究はまだ行われておらず、今後の課題です。

パーキンソン病の症状が出てきた場合には、パーキンソン病と同じ治療が行われます。通常はパーキンソン病の特効薬レボドパを第一に使いますが、その有効性はパーキンソン病で使う場合より劣るとされています。

一部の人では抗認知症薬の副作用によりパーキンソン病症状が出てきてしまうことがあります。その場合は、主治医と相談の上、リスクとベネフィットを考えて、薬を調整しましょう。

ご本人が、幻視であることをわかっている場合が多く見られるので、幻視と上手につき合っていくことを心がけましょう。「私には見えないので、あなたに見えているのはまぼろしかもしれませんね」などと言えば意外と受け入れてくれます。「あそこに見える人は悪さをしませんから、しばらくこちらに来てお茶でも飲みましょう」などと視線や関心をそらすのも一つの方法です。ドネペジル（アリセプト®）を投与すると幻視が消える場合もあります。

通常、アルツハイマー病より高齢で発症し、運動障害も併発するため、多くの場合、数年以内に車いすや高度の介護が必要になる可能性があります。早い時期から、介護体制を整えておくことが必要です。

脳血管性認知症

脳血管性認知症は脳卒中に関連して出現する認知症の総称です。日本ではアルツハイマー病に次いで頻度が高く、認知症全体の約2割を占めます。

脳卒中は、脳の血管のトラブルにより起こる病気で、脳梗塞、脳出血、くも膜下出血が含まれます。

脳梗塞は脳の血管が詰まる病気、脳出血は脳の血管が切れて血が漏れる病気です。くも膜下出血は、脳の周りの血管の一部にこぶができ、そこから出血する病気です。

いずれも高血圧などの血管病のリスクと深い関係があります。

近年、先進国での脳卒中による死亡率は減少傾向にあります。その要因は生活習慣病の改善、高血圧治療の普及などによる効果と考えられています。ただし要介護5の認定を受ける主な原因の1位は脳卒中です。これは脳卒中の後遺症で寝たきりになる可能性が高いことを意味します。

はじめての脳卒中により認知症を発症するのが10人に1人、さらに再発した脳卒中の3人に1人が認知症を発症するといわれています。脳卒中を発症して5年後では3人に1人が認知症に発展するとの報告もあります。

脳血管性認知症の多くで、小さな脳梗塞の多発が見られます。症状が表れない、いわゆる隠れ脳梗塞が積もり積もって認知症に至る場合があるのです。高血圧を無治療のまま放置した結果、脳の血管が広範囲に傷んで起こる認知症もあります。これをビンスワンガー型白質脳症といいます。

脳血管性認知症の患者さんは脳卒中を起こしていることが多いので、しばしば歩行障害、言語障害、麻痺、感覚障害を伴っています（アルツハイマー病では麻痺や感覚障

■脳血管性認知症とアルツハイマー病の違い

	脳血管性認知症	アルツハイマー病
発症様式	急性に発症	徐々に
認知症の進行	階段状に、動揺	ゆっくり進行する
身体症状	認められる（麻痺、歩行障害、言語障害）	末期まで少ない
診察時の態度	普通	丁寧な応答をする
質問への答え	「知らない」と言う	否定の返事はしないでうまく言い逃れる
認知症の自覚	末期まであり	ごく初期にはあるが通常はない
初期の妄想	ない	時に「物盗られ妄想」が認められる
CT、MRI	脳卒中あり	少ない

害は起きません＝上の表参照）。意欲の低下、抑うつ、情動失禁（わずかな刺激で過剰に泣いたり、笑ったり、怒ったりすること）も多く見られます。アルツハイマー病がなだらかに進行するのとは対照的に、脳血管性認知症は脳卒中のくり返しにより悪化するため、ガクンガクンと症状が階段状に進行します。

ただし脳血管性認知症の患者さんはアルツハイマー病を一緒に発症している（脳にアミロイドβやタウの蓄積が見られる）ことがしばしばあり、2つ合わせて混合型認知症といいます。

脳血管性認知症の診断は多くの場合、

■脳血管性認知症と正常な脳のMRI比較

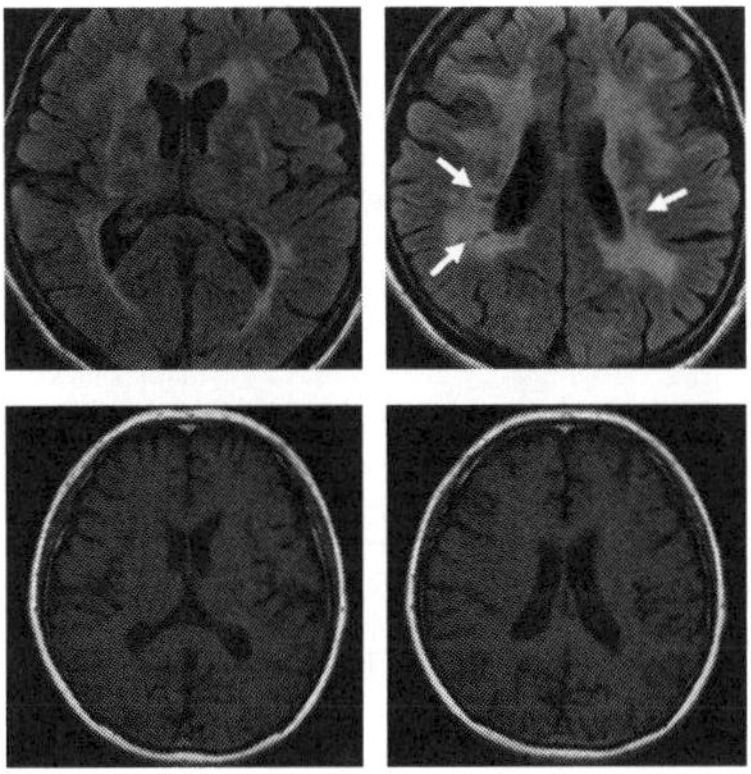

脳血管性認知症

白くなっている部分が血液のめぐりが悪くなり一部黒く脳梗塞（矢印）になっている

正常な脳

脳血管障害が発生した後、頭部ＣＴやＭＲＩ画像によって、障害を受けたのが認知機能に関わる部位であることが把握され、その部位に対応する認知症の症状が見られた場合に下されます。脳の血流量が低下している場合も認知機能の低下が生じるため、脳血流シンチグラフィーなどにより血流量を測定することもあります。

　脳血管性認知症に対する治療の中心は脳卒中の予防です。具体的には高血圧、糖尿病、脂質異常症、喫煙など血管リスクに対する治療を行います。残念ながら、脳卒中による認知障害は、ある程度時間が経過すると根本的には治せません。

脳梗塞を予防する決め手になるのは、血液をサラサラにする抗血小板薬、抗凝固薬などです。脳出血予防には高血圧の治療が効果的です。くも膜下出血の場合には、脳血管に動脈瘤《りゅう》と呼ばれるこぶが発見されたら、手術かカテーテル治療によりこぶを処理します。

アルツハイマー病に使われる抗認知症薬ドネペジルやガランタミンは、脳血管性認知症にも一定の効果がありますが、アルツハイマー病に対するほどの効果は期待できません。一方、アミロイドβが蓄積してはいないので、レカネマブは効果がありません。

手術で治る認知症

認知症の中には、早期の発見、早期の手術により根治が望めるものもあります。

その一つ、慢性硬膜下血腫は脳の表面にある静脈が切れ、じわじわと出血し、血

■正常圧水頭症と正常な脳のMRI比較

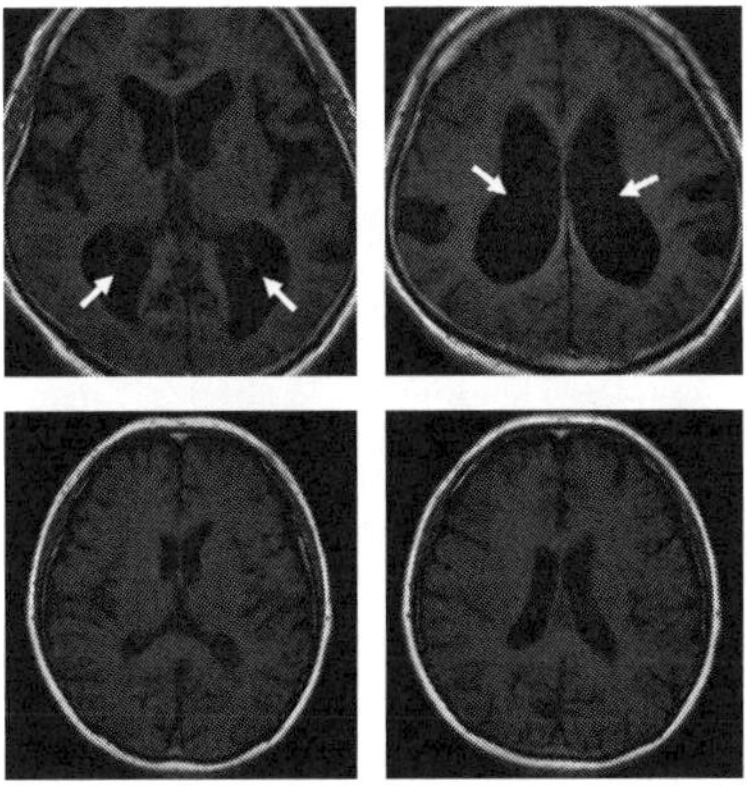

正常圧水頭症

黒い部分、脳室（矢印）が大きくなっている

正常な脳

腫（血の塊）ができる病気です。ボーッとして意識レベルが下がったり、麻痺が出たり、あるいは痙攣《けいれん》を起こしたりします。高齢者が頭を軽くぶつけただけでも起こりえます。また血液をサラサラにする薬を飲んでいる人、大酒家の人はかかりやすい傾向があります。血腫が大きい場合には手術により除去することが必要です。

正常圧水頭症も認知症を呈する病気の一つですが、手術により改善が見込めます。この病気では脳を浸している体液である髄液の循環が滞り、脳室と呼ばれる脳の部屋に髄液が溜まってしまい、脳室が拡大し、脳が圧迫されます。この状態を水頭症といいます。脳室に髄液が滞る原因ははっきりしない場合がほとんどですが、気がつかないうちに軽いくも膜下出血を起こしていたり、髄膜炎にかかっていたりしたことが原因になっていることもあります。

正常圧水頭症の症状の特徴は認知症、歩行障害、排尿障害の3つです。ご本人が一番困るのは歩行障害でしょう。ガニ股で、小刻みな歩き方になります。足の裏が床にへばりついたように、なかなか1歩目が出ない状態（すくみ足）も見られます。注意力障害や思考緩慢などの認知症も表れますが、アルツハイマー病ほど重度な記憶障害はあまり起きません。正常圧水頭症の排尿障害で特徴的に見られるのは、急に尿意を催し、トイレに行こうとしても我慢できず漏らしてしまう切迫性尿失禁です。

水頭症の診断には頭部ＣＴやＭＲＩ画像を使います。さらに背中から針を刺して髄液を30ミリリットル程度抜き、歩行障害が改善されるかどうかを確認します。歩幅が広くなり、スムーズに歩けるようになれば診断確定です。

治療には、脳室に溜まった髄液を流し出す髄液シャント術と呼ばれる手術が行われます。全身麻酔で、直径2ミリメートルほどのチューブを頭の皮の下から、首、腹部の皮膚の下を経て腹腔《ふくくう》（腹の中）に導きます。チューブは皮膚の下にあるので、外からは見えません。脳室に溜まった髄液は、このチューブを通って腹腔に流れます。最近では、腰の部分から腹腔へ管を通し、髄液を流す方法もよく行われます。

髄液シャント術を行うと、最初に歩行障害が改善し、その後、認知障害と尿失禁も改善していきます。病状が進行すると手術の効果は薄れるため、早めに治療することが大切です。

おわりに――新薬が突きつける重い課題

私がまだ医学生だった１９９０年代、死の病として恐れられていたのはエイズでした。当時エイズは医学研究者にとって最大のトピックで、その克服を目指し、多くの研究者が力を尽くしました。そのおかげで今やエイズは、ほぼコントロール可能な疾患となっています。

近年は新型コロナウイルスも猛威を振るいましたが、有効なワクチンが迅速に開発され、地球規模での接種が進み、治療薬も生まれ、大きな効果を発揮しました。今では私たちの生活は、パンデミック以前の姿を取り戻しています。

では、エイズや新型コロナウイルス感染症を克服したように、アルツハイマー病も克服できるでしょうか。

エイズを引き起こすＨＩＶウイルスや新型コロナウイルスは、人間の体には本来存在しない異物です。その異物を体から取り除けるようになったのは、200年以上前にイギリスの医師エドワード・ジェンナーが、天然痘《てんねんとう》に対するワクチンを開発して以来続けられた感染症研究や免疫学のおかげです。

レカネマブのような抗アミロイド薬も、その延長線上に生まれた薬といえます。アルツハイマー病の原因であるアミロイドβの一部（ペプチド）を投与し、アミロイドβに対する免疫を高めて蓄積を防ぐという構想が、デール・シェンクによって科学誌『ネイチャー』で最初に発表されたのは1999年です。私は留学先のアメリカでこの論文を読み、これは画期的な方法だと衝撃を受けると同時に、本当に正しいのかと半信半疑でした。

アミロイドβの場合、人間の体にもともと存在した物質が形を変え、毒性のある病原体になったものです。取り除こうとしても、体の外から入ってきた異物に対処するようにはうまくいかないのではないかと考えました。また、脳はもともと特別に保護された臓器で、できた血液の抗体が十分に脳には入っていかないのでは、とも思っていました。しかもアルツハイマー病の発症メカニズムは、生物にとって避けられない老化現象と捉える考えもあります。アルツハイマー病の治療薬を作ることは、不老不死の薬を作るようなものだと言う専門家もいました。実際、それがいかに困難な試みであったかは、第2章で述べた通りです。

しかしそれから20年以上の研究、治験を経て、アメリカ食品医薬品局（FDA）がレカネマブを承認しました。絶望的な病と恐れられていたアルツハイマー病をコントロール可能な病に変えられる可能性が示されたのです。認知症の研究に長年携わってきた私たちには感慨深い出来事でした。

レカネマブによる治療はアメリカで、次いで日本でスタートし、認知症診療の現場は様変わりしました。

ただし、レカネマブのような抗アミロイド薬を使っても、中等度以上に進行したアルツハイマー病を根治することはまだできません。この目標の達成には、これからさらに長い時間がかかるでしょう。しかし初期段階のアルツハイマー病の進行抑制、また軽度認知障害からアルツハイマー病への進行抑制は可能となりつつあります。レカネマブはアルツハイマー病治療の歴史的一歩を刻みました。

加えて、アルツハイマー病の発症予防の道も見えつつあります。プレクリニカルアルツハイマー病に抗アミロイド薬を使えば、発症を未然に防げる可能性があるからです。

本文で述べたように、血液検査などの簡便な検査で将来の発症を予測して、症状のない段階の未病期から治療をはじめることを先制医療といいます。プレクリニカルアルツハイマー病への対処はまさに先制医療の一つです。

アルツハイマー病への先制医療の実現、それ自体は喜ばしいことです。しかしこの先制医療には高額な医療費がかかると予想されます。自費診療の場合、脳へのアミロイドβの蓄積を調べるアミロイドPETに20万円、レカネマブに年間300万円ほどかかります。

2023年の厚生労働省の発表では、わが国の高齢者は3624万人と推定されています。そのうち2~3割程度は、プレクリニカルアルツハイマー病といわれていますので、現時点で900万人前後のプレクリニカルアルツハイマー病の人が存在する計算です。その全員にレカネマブの治療をする場合、1年で数十兆円もの莫大な医療費がかかります。

もしプレクリニカルアルツハイマー病の治療を保険に入れる場合、医療保険財政へ深刻な影響を及ぼすのは必至です。また自費診療とする場合には、一部の富裕層しか受けられない治療になってしまいます。

アルツハイマー病を抑制できるようになれば、これまで以上に高齢化に拍車がかかるでしょう。日本老年医学会は65歳以上を高齢者、75歳以上を後期高齢者、90歳以上を超高齢者と定義しています。アルツハイマー病への先制医療により、さらに超高齢化社会が進むと予想されます。

アルツハイマー病はもともと高齢者の病気ですが、高齢になればなるほど発症率が上がるわけではありません。超高齢者になるとむしろ発症率は下がることが知られています。その代わり、別の種類の認知症が増えてきます。アミロイドβの蓄積はあまりなく、主にタウのみが溜まる嗜銀顆粒性《しぎんかりゅう》認知症、神経原線維変化型認知症と呼ばれる認知症です。頑固になったり、興奮しやすくなったり、怒りやすくなったりする特徴があります。これらの認知症はアルツハイマー病より進行は緩やかですが、アリセプトなどの抗認知症薬は効きにくいとされています。アミロイドβの蓄積はないので、レカネマブのような抗アミロイド薬に効果はありません。

90歳、100歳になるとほとんどの方で、このタウの蓄積か、別の種類の脳のゴミ（パーキンソン病や筋萎縮性側索硬化症などで見られる異常タンパク質）の蓄積により、認知機能が低下してきます。70歳台までアルツハイマー病の発症を回避できたとしても、次に超高齢者認知症が待ち受けているのです。もっともこれは病気ではなく、生物として避けられない通常の老化現象の一環と捉えることもできます。

アルツハイマー病への先制医療が導く超高齢化社会は、必然的にアルツハイマー病以外の超高齢者認知症や重度要介護者の相対的な増加をもたらします。それによる介護の複雑化は必至です。

医学は果たしてこの難題に解決策を見出せるでしょうか。私たち認知症専門医に託された課題は重大かつ深刻であると痛切に感じています。超高齢化社会に耐えうる社会をいかに構築するか、医療福祉、財政、経済の専門家、患者さん、ご家族で議論を尽くす必要があります。

最後に、この本の執筆にあたり診察させていただいた患者様、診療に協力していただいているパラメディカルの方々、そして日頃から私の臨床実践と研究を支えてくれる妻とふたりの娘に感謝の意を示したいと思います。

伊東大介

構成　緑慎也
校正　皆川秀
図版制作　テイク・オフ
ＤＴＰ制作　生田敦

伊東大介（いとう・だいすけ）

慶應義塾大学医学部特任教授、慶應義塾大学病院 メモリーセンター長。1967年生まれ。1992年、慶應義塾大学医学部卒業。同年、同大大学院医学研究科博士課程（神経内科学）入学。1996年、慶應義塾大学医学部（内科学）助手。2001年、米国シカゴ大学リサーチフェロー。2024年より、慶應義塾大学医学部内科学（神経）特任教授。総合内科専門医、日本神経学会専門医、日本認知症学会専門医、日本脳卒中学会専門医、日本医師会認定産業医。日本内科学会、日本神経学会（代議員）、日本認知症学会（代議員）、日本脳卒中学会、日本神経化学会、Society for Neuroscienceに所属。2012年、日本認知症学会学会賞受賞。

扶桑社新書　502

認知症医療革命

新規アルツハイマー病治療薬の実力

発行日 2024年7月1日　初版第1刷発行

著　　者………伊東大介
発 行 者………秋尾弘史
発 行 所………株式会社 扶桑社
〒105-8070
東京都港区海岸1-2-20 汐留ビルディング
電話 03-5843-8842（編集）
03-5843-8143（メールセンター）
www.fusosha.co.jp

印刷・製本………中央精版印刷株式会社

Printed in Japan　ISBN 978-4-594-09743-1